U0396004

HUSHENG MENGXIANG

SHUIMIAN YIXUE CHANYE REDIAN YU JINZHAN

呼声 梦想

睡眠医学产业热点与进展

王诗谊　编著

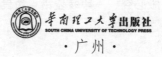

华南理工大学出版社
SOUTH CHINA UNIVERSITY OF TECHNOLOGY PRESS

·广州·

图书在版编目（CIP）数据

呼声·梦想：睡眠医学产业热点与进展/王诗谊编著. —广州：华南理工大学出版社，2022.9

ISBN 978 - 7 - 5623 - 7101 - 4

Ⅰ. ①呼… Ⅱ. ①王… Ⅲ. ①睡眠 - 呼吸暂停 - 综合征 - 防治 Ⅳ. ①R56

中国版本图书馆 CIP 数据核字（2022）第 126396 号

呼声·梦想——睡眠医学产业热点与进展

王诗谊 编著

出 版 人：柯 宁
出版发行：华南理工大学出版社
（广州五山华南理工大学 17 号楼，邮编 510640）
http：//hg. cb. scut. edu. cn E-mail：scutc13@ scut. edu. cn
营销部电话：020 - 87113487 87111048（传真）
责任编辑：张 颖
责任校对：孙华健
印 刷 者：广东鹏腾宇文化创新有限公司
开 本：787mm×1092mm 1/32 **印张**：5.625 **字数**：145 千
版 次：2022 年 9 月第 1 版 **印次**：2022 年 9 月第 1 次印刷
印 数：1～7000 册
定 价：68.00 元

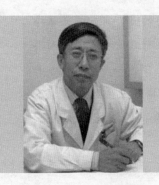

序 1

　　我与诗谊交往多年，他的专业水准，他对学术的追求精神，以及对同事的真诚，对患者的同情心和责任感都非常令人钦佩，尤其是他对我国睡眠医学的关注给我留下了深刻的印象，同时也给我许多有益的启示。

　　本书内容涵盖睡眠呼吸障碍的诊断、治疗、长期管理，诊疗仪器设备的研究，人工智能以及基于互联网的远程医疗等，详尽介绍了国内外相关研究的重要进展，并对大家关注的新冠肺炎流行背景下睡眠呼吸障碍患者管理的研究成果进行了介绍，回答了医师与患者所关心的问题。书中引经据典，资料翔实，信息量大又不乏作者自己的真知灼见，从中可见作者在该领域所具有的国际视野和深厚的学术造诣。本书不仅是一部学术著作，更是作者几十年来对中国睡眠呼吸障碍患者健康管理的一种情怀和期盼、一份责任与担当，是对国内睡眠呼吸障碍健康管理领域的殷切期待。

　　睡眠呼吸障碍不仅是危害人类健康的常见病和多发病，也是多种慢性疾病的源头疾病，同时又与道路交通安全、职业安全密切相关，每年所造成的人体生理和心理损害及社会经济损失巨大，理应得到全社会的关注。然而令人遗憾的是，目前无论医学专业领域工作人员，还是大众以及国家卫生行政管理人员，对其危害缺乏应有的认识。为此，谨借《呼声·梦想——睡眠医学产业热点与进展》出版之际，向全社会，尤其是卫生行政管理人员、医学界发出呼吁，希望大家都来关注我国的睡眠健康事业，因为这是创建健康中国的重要内容。

"莫愁前路无知己，天下谁人不识君。"谨以唐人高适之诗句与诗谊共勉。

北京大学人民医院主任医师、教授、博导

何权瀛

2021年冬

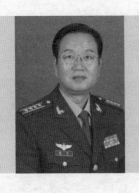

序 2

　　王诗谊老师是国内无创呼吸治疗设备，特别是居家耐用无创呼吸治疗设备销售与服务行业领域里最优秀的也是最令人尊敬的具有学者风范的企业家，是我从事临床呼吸与睡眠医学专业以来多年的朋友、同道和老师。在与他相识和因工作交集的过程中，无论是他的专业水准、对学术的追求，还是对同事的真诚以及对患者的同情心和责任感都非常令人钦佩，这在国内耐用医疗设备销售与服务市场领域管理还欠规范的年代是非常难能可贵的。

　　本书从专业和市场角度对睡眠呼吸障碍的诊断、治疗、长期管理，诊疗仪器设备的研究，人工智能以及基于互联网远程医疗等方面的进展做了广泛的论述，此外还对新冠肺炎流行背景下睡眠呼吸障碍患者管理中的一系列最新研究成果进行了介绍，回答了医师与患者所关心的问题。本书无论对家用呼吸机企业销售与服务人员还是对相关企业管理者和医院从事睡眠呼吸障碍的医疗、护理和技术人员都是值得一读的好书，我本人读后受益匪浅。

　　睡眠相关的呼吸障碍不仅仅是危害人类健康的常见病和多发病，同时又与多种慢性疾病互为因果，与职业安全密切相关，遗憾的是目前无论专业领域工作人员还是大众对其危害的认知度都不高,自我健康管理的意识和专业化管理技能亟待提高。为此,谨借本书出版之际,与作者一起对有幸阅读本书的朋友发出呼吁,让我们一起努力,为亿万患者在畅快呼吸中度过美好的夜晚贡献自己的绵薄之力。

受命于诗谊老朋友,诚惶诚恐,久久未敢动笔;源于对该领域的知识浅薄,细读大作心有启迪,持拙笔落文成序,对作者深表敬意!

中国人民解放军空军总医院

高和

2021 年秋

前言

　　《呼声·梦想——家用呼吸机营销服务必备手册》于2018年4月出版，受到了广大读者的欢迎，无论是行业专家、医务人员、生产厂家、销售服务商及感兴趣的相关朋友都给了我很大的认可、鼓励和支持；在此，我深深地表达我的感谢，感谢大家睿智的指导和建议，感谢大家的祝福和问候，感谢大家赋予我前进的力量和勇气！

　　本来，我想在2020年再版，可一场突如其来的新冠疫情彻底改变了原来的计划，也改变了市场，改变了产品，改变了理念，甚至改变了我们每一个人。但是唯一没有改变的，是我们对科学、对产品、对真理的不断追逐和梦想！

　　从2020年到现在，呼吸支持行业、睡眠呼吸行业发生了太多的事，发生了很大的改变。几乎所有商家都在疫情中抓住了机遇，几个月的收获相当于从前几年的总和。中国制造的呼吸产品快速渗透到世界各地，公众的呼吸健康意识不断提高，远程医疗有了飞速发展，政府和相关部门高度重视呼吸支持领域，不断有商业巨头和新科技进入到呼吸支持领域——所有这些，都为呼吸支持领域带来了新的机遇和挑战。

鉴于此，我编写了她的姊妹篇《呼声·梦想——睡眠医学产业热点与进展》，内容涉及新冠感染与 OSA、人工智能与睡眠医学、远程医疗在睡眠医学中的应用等有关文章，我相信，在后疫情时代，这些技术都将发挥巨大作用。

我再一次感谢多年来一直鼎力支持我的何权瀛老师给本书写序；还要感谢高和老师，我多年的良师益友，在百忙中也给本书精心写下了他的谆嘱和祝愿。感谢你们！

毫无疑问，本书的撰写存在很多瑕疵，许多观点仅仅代表个人观点，恳切希望各位读者批评指正！

王诗谊

2022 年 1 月于北京

目 录

科学前沿

产品技术

市场论坛

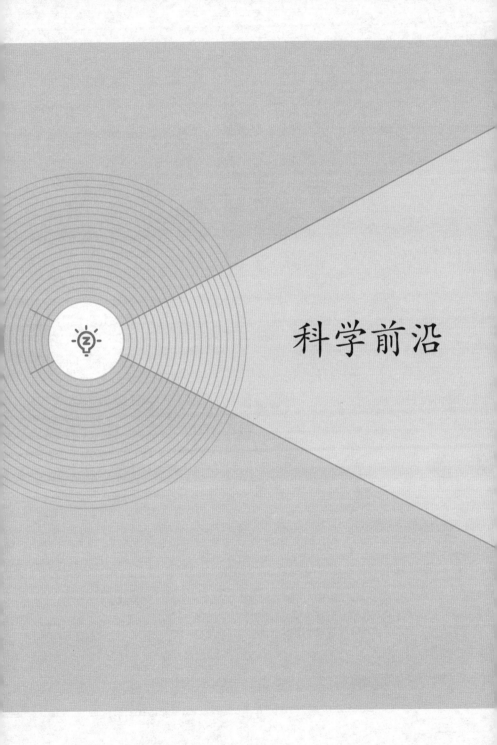

科学前沿

阻塞性睡眠呼吸暂停药物治疗

——全球第一例 II 期临床实验开始

到目前为止，持续气道正压呼吸机（CPAP）仍是治疗阻塞性睡眠呼吸暂停（OSA）的金标准。但许多患者看到使用呼吸机时要佩戴鼻罩，似乎非常不舒服，就本能地进行抵制。也有许多人使用呼吸机多年后，非常希望摆脱对呼吸机的依赖。长久以来，世界各地的科学家都在不断努力研究用药物来治疗 OSA，已试验了数十种药物，但减少气道阻塞的效果甚微，几乎都失败了。2019 年，苏黎世大学 Thomas 和他的同事在对该领域药物研究的系统评价中写道："目前没有足够的证据推荐任何药物疗法用于睡眠呼吸暂停。"这可能是因为试验通常将睡眠呼吸暂停患者视为一个整体。随着对疾病认知的提高，新型管理定制方法的出现，个体化药物治疗的新时代或许到来了。

药物治疗要追寻到十年前的 2011 年，哈佛大学睡眠呼吸实验室的安德鲁·韦尔曼（Andrew Wellman）和他的同事描述了一种理论，该理论根据导致睡眠呼吸暂停的 4 个因素单独或组合地进行分类。首先在睡眠过程中，通常是由于气道变窄而导致喉咙气道塌陷。所有睡眠呼吸暂停患者都表现出一定程度的气道狭窄，但严重程度因人而异。2013 年，韦尔曼和他的同事 Danny Eckert（现在是澳大利亚弗林德斯大学的睡眠生理学家）表明，气道可折叠性是导致大约 45% 的患者出现呼吸暂停的主要诱因。但是，对于其余的个体，非解剖学特征（睡眠期间肌肉活动受损，清醒阈值低或呼吸控制不稳定）起着更为重要的作用。

Thomas 认为，这些生理因素中的每一个都涉及睡眠或呼吸生物学的不同方面，因此每个因素都有不同的药物靶标。他说："该疾病实际上是许多不同疾病的综合体，必须进行不同的治疗。"大多数患者都是这些致病因素的某种组合。韦尔曼和他的合作者表示，他们可以根据每个缺陷的严重程度对个体进行分级，并确定哪些因素对患者最重要。他们认为，这种新的理论有助于解释为什么许多早期的药物试验都失败了。eszopiclone（一种以 Lunesta 品牌出售的镇静剂）通常用于治疗失眠症。在 2000 年进行的一项初步试验发现，在治疗呼吸暂停相关事件方面，该疗法并不比安慰剂好。但是，哈佛小组进行的一项后续研究表明，这种药物实际上具有有益的作用。它对唤醒阈值低的患者有效。该部分患者可以从更深的睡眠中受益，这可以防止他们在呼吸道稍稍变窄的情况下受到干扰。在一篇文献综述中，韦尔曼和塔兰托·蒙特穆罗（Taranto Montemurro）以及埃克特（Eckert）的一名博士生 Ludovico 一起，设定目前临床试验中的其他疗法可能仅对患者亚组有效。实际上，他们领导的最新药物试验涉及两种改善舌头肌肉控制的药物，提供了迄今为止最强有力的证据。这项研究规模小且短暂，只有 20 名患者参与，且只有两个晚上的睡眠跟踪，但结果却是戏剧性的。在参与者服用安慰剂的那天晚上，他们平均每小时有 28.5 次呼吸暂停。使用该药物组合时，每小时平均阻塞性暂停发作次数降至 7.5，而少于五次则被认为是正常的。其中一名患有严重呼吸暂停的患者每小时有 30 次以上呼吸暂停事件，但在治疗中只有每小时两次。"我从未见过这样的事情，"塔兰托·蒙特穆罗说，"当我看到呼吸暂停患者正常呼吸时，这是我职业生涯中最美好的时刻之一。"对未预先筛查特定睡眠呼吸暂停驱动因素的研究对象进行事后分析，结果显示，气道较硬（解剖学上较轻的迹象）的参与者对治疗的反应最佳，与研究人员的预测一致。塔兰托·蒙特穆罗说："利用这种表型理论，我们可以确定为什么有些患者病情会好转，而有些患者病情却不会好转。"2017 年，他和韦尔曼与生物技术企业家拉里·米勒（Larry Miller）合作创建新公司 Apnimed，以进一步推进药物组合。

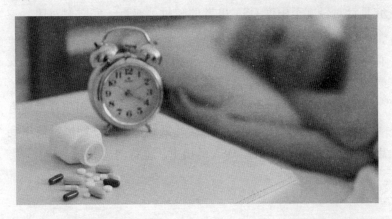

接受 Apnimed 公司研发的药物 AD109 治疗的第一名患者已在 2 期临床试验中接受评估，该药每日口服一次，用于治疗轻度至中度阻塞性睡眠呼吸暂停，"在 2020 年第四季度，我们与主要候选药物 AD109 一起开始了一项 2 期研究，该研究针对从轻度到重度 OSA 广泛的患者"，公司首席执行官医学博士 Larry Miller 说，"我们认为 OSA 患者需要一种安全有效且易于使用的疾病缓解疗法。通过这项研究，我们将探讨几种剂量的 AD109 在轻中度患者中的安全性和有效性，可能会扩大我们可以帮助的患者人数。我们预计将在第二季度获得阶段性研究数据，并计划在 2021 年晚些时候进行第三阶段注册研究。"AD109 是一种结合药物，即选择性的去甲肾上腺素再摄取抑制剂（atomoxetine）与一种新的化学实体，即选择性抗毒蕈碱（aroxybutynin）的结合体。Apnimed 在阿莫西汀和消旋阿昔布宁组合的研究中验证了 AD109 程序的概念。该研究为 140 例患者使用去甲肾上腺素再摄取抑制剂（NRI）＋抗毒蕈碱联合治疗 OSA 的安全性和有效性提供了证据，表明药理学方法可以治疗 OSA 的潜在神经生物学。在 1 期临床研究中，阿昔布宁被证明是安全，且耐受性良好，具有良好的药代动力学特征，这为 AD109 的 2 期研究铺平了道路。这项 2 期研究是针对轻度至中度 OSA 患者的随机、双盲、安慰剂对照、三个阶段、单剂量交叉因子的研究。共有 30 名参与者，每位参与者将在三个晚上的就寝时间接受两种不同剂量的 AD109 和安慰剂。

毫无疑问，药物治疗 OSA 还需要走很长的路，但毕竟目前有了 2 期临床，我们期待能有 3 期、4 期临床，最终能广泛使用到患者身上，这将改变治疗 OSA 的历史，也将创造历史。

孕期中睡眠呼吸暂停的影响

多数妇女在怀孕时会发现，睡眠是个大问题，会觉得睡眠很不好。据说，四个孕妇就有一个受睡眠呼吸暂停的困扰，而这将给孕妇自己和胎儿带来严重的健康问题。

阻塞性睡眠呼吸暂停是最常见的睡眠障碍，睡眠时上气道变窄，导致患者呼吸困难。

每当大脑感觉到由于呼吸困难而导致的血氧水平下降时，就会短暂地唤醒身体，恢复呼吸。这种情况每小时会发生很多次，会阻止人体进入必需的深度、恢复性睡眠。

OSA 的一些主要症状，如打鼾和疲劳，在孕妇中也很常见。阻塞性睡眠呼吸暂停而导致的睡眠障碍，使其日间感到过度疲劳。

高水平的雌激素和孕酮是孕妇易患睡眠呼吸暂停的主要原因。这些激素水平的增加导致体液潴留，当躺下睡眠时会影响到上呼吸道。

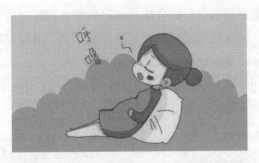

体重的增加和横膈膜向上移动的生理变化会使孕妇容易出现睡眠呼吸暂停，同时雌激素水平的显著升高也使女性处于危险之

中，因为雌激素会引起各种变化，导致上气道狭窄。除此之外，荷尔蒙还会使身体的肌肉松弛，导致上呼吸道变窄，这与过量的体液一起，为阻塞性睡眠呼吸暂停综合征创造了条件。

有些妇女本身就患有睡眠呼吸暂停综合征，如果在怀孕前未被诊断出来，怀孕时因激素水平的增加则很可能会使病情恶化。

如果不治疗，OSA 会增加孕妇发生严重健康状况的风险，包括心脏病、高血压、脑卒中和糖尿病。由于频繁的呼吸中断导致孕妇的血氧水平下降，也会带来其他风险，比如，对未出生的婴儿有潜在的有害影响。

先兆子痫也是一种风险，有高血压和其他器官系统受损的迹象，最常见的是肝脏和肾脏。研究表明，没有睡眠呼吸暂停症状的孕妇患子痫前期的比例为 17%，而患有睡眠障碍的孕妇患子痫前期的比例急剧上升到 42%。

怀孕时睡眠呼吸暂停也被认为会增加早产或出生时体重过低婴儿的风险。这增加了新生儿重症监护护理的几率与成本。

然而，睡眠呼吸暂停综合征的影响并不一定局限于婴儿生命的早期，即使孩子已经进入成年期，怀孕时母亲睡眠呼吸暂停导致的缺氧也会使他们更容易患肥胖症和糖尿病——尽管这方面还需要更多的研究。

患有睡眠呼吸暂停综合征的准妈妈需要剖腹产的可能性也要高出一倍，65% 的准妈妈采用这种分娩方式，而没有睡眠呼吸暂停的孕妇中，这一比例仅为 33%。

OSA 可以治疗，但诊断是关键。睡眠呼吸暂停症状包括：

- 白天过度疲劳

- 鼾声大

- 睡觉时频繁醒来

- 早晨头痛

● 注意力不集中

● 易怒

虽然 OSA 的一些症状，如疲劳，误以为是怀孕导致而被忽视，但重要的是，如果怀疑患有 OSA，应马上咨询医生。

居家睡眠测试（HST）是诊断 OSA 的一个很好的起始方法。可在家里使用的简单方便的测试仪器通常需要在手指上戴上一个夹子，夹在手指上一两个晚上，并将这个夹子连接到一个测量呼吸、心率和血氧水平等数据的设备上。

一旦测试完成，将由专业人士进行分析，提供诊断治疗意见。睡眠在任何时候都是很重要的，在怀孕期间，良好的恢复性睡眠对母亲和胎儿的健康尤其重要。如果确诊 OSA，医生将为您推荐合适的治疗方案。

目前，治疗 OSA 的金标准是采用持续正压呼吸机 CPAP。如果医生建议使用 CPAP，则应该立即开始治疗，这样对母亲和孩子都是有益的。

遵守并坚持医生或睡眠专业人士推荐的治疗方案，对于控制病情，降低与 OSA 相关的严重健康状况的风险至关重要。怀孕期间发生的 OSA 可能会在婴儿出生后消除，但重要的是要让专业人员监控病情。在怀孕期间，应该持续使用这种疗法来减轻 OSA 症状。

使用 CPAP 治疗 OSA 是有效的，并且可以帮助预防怀孕期间的严重并发症。研究发现，分娩后 OSA 的负面影响明显减轻。

OSA 是诱发糖尿病黄斑水肿的危险因素！

在美国眼科第 123 届年会（AAO 2019）上，中国台湾科学家报道了他们的最新研究成果：患有严重睡眠呼吸暂停的糖尿病患者患致盲性眼病的风险更高！

这项研究结果无疑对从事糖尿病、眼科和睡眠呼吸暂停的医务人员具有重大而历史性的意义！因为糖尿病眼病是全球致盲的重要原因，医务人员控制血糖的主要目的之一就是防止糖尿病眼病的产生。现在，医务人员不仅仅要控制血糖，还要控制睡眠呼吸暂停，否则就会增加患者的致盲危险性！

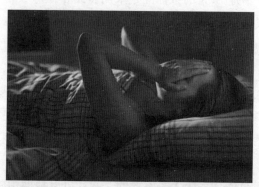

这项研究表明，严重的睡眠呼吸暂停是诱发糖尿病黄斑水肿的危险因素，而黄斑水肿可导致患者失明，更为严峻的是，重度睡眠呼吸暂停患者的糖尿病性黄斑水肿较难治疗。之前的研究显示，这两种病理情况之间的联系很弱，但越来越多的证据表明，睡眠呼吸暂停会加剧潜在的眼部疾病。

当糖尿病患者无法控制血糖水平时，眼睛后部的小血管就会受到损害，这种情况被称为糖尿病视网膜病变；情况进一步发展，微小的隆起物从血管中突出，渗出液体进入视网膜，这种液体会导致视网膜区肿胀或水肿，形成黄斑水肿。

而睡眠呼吸暂停是一种呼吸反复停止的睡眠呼吸障碍，患者血氧水平反复下降，从而引起全身的一系列变化；患者血压升高、心脏病、脑卒中和 2 型糖尿病的风险大大增加。

研究人员还发现，睡眠呼吸暂停可能会通过增加胰岛素抵抗、增加炎症、升高血压等方式导致糖尿病视网膜病变的发展和恶化，所有这些都会损害眼睛后部的血管。

研究人员观察了台湾长庚纪念医院 8 年来所有被诊断为糖尿病视网膜病变的患者。他们发现，与无糖尿病性黄斑水肿的患者相比，患有糖尿病性黄斑水肿的患者发生严重睡眠呼吸暂停的比例明显更高。他们还发现，睡眠呼吸暂停越严重，黄斑变性越严重。需要更多治疗以控制重度睡眠呼吸暂停患者的黄斑水肿，这些患者需要进行三次以上的激光治疗及其他方法治疗。

"基于这些结果，我们希望更多的医疗专业人员将睡眠呼吸暂停作为糖尿病黄斑水肿的一个危险因素，"研究人员介绍说，"这可以让患者更早地接受医疗干预，这样他们就可以保留更多的视力，尽可能地保持整体健康"。

2009 年世界糖尿病联盟 IDF 就出版了《睡眠呼吸暂停与 2 型糖尿病的专家共识》，我国早在 2010 年 5 月也相应地出版《阻塞性睡眠呼吸暂停与糖尿病专家共识》。可惜的是，过了九年的时间，我国的内分泌界、眼科界对睡眠呼吸暂停的认识还是远远不够。作者曾经参加了全国 2019 年内分泌年会，没有一篇涉及睡眠呼吸暂停的文章。相反，国外的研究越来越多。相信随着这类重磅文章的发表，国内的专业人士一定会越来越重视，开展更多的科研，发表更多的文章，造福于中国的广大糖尿病患者。相信睡眠呼吸暂停的诊治在糖尿病领域广泛开展，是时候了！

美国睡眠医学会2021年版临床实践指南解析

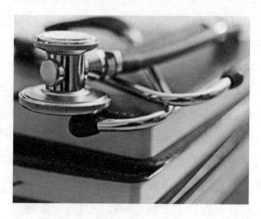

2021 年 6 月 1 日，美国睡眠医学会（American Academy of Sleep Medicine，AASM）在其官网上正式发布了《多导睡眠仪和家庭睡眠呼吸暂停监测仪在成人阻塞性睡眠呼吸暂停纵向管理中的应用》专家共识。所谓纵向管理，指的是 OSA 患者在什么情况下，什么时间做第二次，甚至多次多导睡眠仪（PSG）和家庭睡眠呼吸暂停监测仪（HSAT）检查。这个问题非常重要，因为临床上常常有人在做完第一次诊断后，无论是采用 CPAP 正压呼吸治疗还是采用其他方法治疗，经过一段时间后，均会询问医生是否需要做第二次检查。还有，许多临床工作者也不清楚第二次或多次做 PSG、HSAT 的精确适应证。本文为各位解析这个指南，主要要点包含以下八点：

（1）AASM 委托了一个由五名睡眠医学专家组成的工作组，进行了文献检索，确定了包括接受 PSG 或 HSAT 随访的成年 OSA 患者的所有研究。在对这些研究和专家意见基础上进行回顾分析，制定了临床指导声明。最后，AASM 委员会批准了这份声明。

（2）在 PAP 治疗期间，如果 OSA 患者无症状，不建议使用 PSG 或 HSAT 进行常规随访评估。然而，对于复发或持续症状患者，即使 PAP 依从性良好，也可用 PSG 或 HSAT 来评估。

（3）对于非 PAP 干预治疗的效果，推荐使用 PSG 或 HSAT 随访评估。

（4）诊断 OSA 后，或开始治疗后，临床上出现体重显著增加或减少，可用 PSG 或 HSAT 随访评估。

（5）治疗开始后，还有睡眠相关低氧血症和/或睡眠低通气，可以用 PSG 随访评估。

（6）伴有心血管疾病的 OSA 患者，其治疗开始或改变时，可用 PSG 或 HSAT 进行随访评估。

（7）如果患者的 PAP 产生不明原因的数据，可用 PSG 随访评估。

（8）临床医生必须根据患者的个人情况、可用的诊断工具、可获得的治疗资源，对所有诊疗是否合理做出最终判断。

关于对以上八点内容的理解，这里选择几个重点进行解释：

（1）佩戴 PAP 呼吸机后，顺应性和症状恢复良好，没有必要重复做睡眠检查；如果依从性良好，但症状复发，则需要做复查；如果依从性方面有不明原因的改变，或临床怀疑有其他的睡眠障碍，也需要复查。

（2）关于上述第三点，所有口腔矫治器、鼻呼气正压通气、上气道手术（例如 UPPP）、体位治疗、口腔压力治疗、减肥和刺激舌下神经器等治疗后，都需要进行 PSG 或 HSAT 复查，声明建议在治疗后的几周到几个月内进行复查，但没有明确每个治疗方式复查的具体时间。

（3）睡眠心脏健康研究的数据表明 10%～20% 的体重增加会

引起 AHI 显著升高，有些 OSA 患者治疗后出现体重增加，导致 OSA 治疗不足，可能会重新出现白天嗜睡、睡眠中断或者打鼾等症状，所有这些都表明需要复查。声明建议在体重变化 ±（10%～20%），并且在手术的情况下，恢复 3 个月后，可以考虑复查 PSG 或 HSAT。

（4）一些 OSA 患者，特别是那些伴有潜在心肺疾病的患者，可能在最初的治疗（如 PAP 治疗）后持续或发展低氧血症或低通气，这种发展可能是隐蔽的，并没有伴随症状，PSG 是诊断其是否患有其他睡眠障碍的首选测试，而不是 HSAT，因此声明提出要用 PSG 进行复查。

（5）OSA 与各种心血管疾病密切相关，因此伴有高血压、心力衰竭、心律失常、脑卒中和猝死等风险因素的 OSA 患者，都推荐开展进一步的评估和治疗。而对于心衰和/或脑卒中病史的患者，目前指南强烈建议使用 PSG 而不是 HSAT，因为这类患者可能有中枢性睡眠呼吸暂停、睡眠相关低氧血症的风险。对于心衰和脑卒中以外的心血管疾病，可以采用 PSG 或 HSAT。

（6）PAP 治疗后，自动监测呼吸事件，比如 AHI、ODI 指数等已成为日常管理设备的常规数据，这些数据可以屏幕显示、智能卡下载，或无线传输到手机、云端等。如果不明原因的异常数据，例如在患者没有症状或体征的情况下，AHI 残留仍然很高，建议复查 PSG。

综上所述，这是全球官方睡眠学会有史以来第一次阐述复查 PSG、HSAT 的指南，相信这个指南为广大临床工作者指明了方向，为 PAP 的服务商明确了规则，必将为科学准确地诊疗 OSA 患者提供更大的帮助。

美国胸科协会发表肥胖低通气综合征临床指南

美国胸科协会（ATS）在 2021 年 8 月 1 日《美国呼吸与重症监护医学》杂志上发表了一份关于《肥胖低通气综合征评估和管理》的官方临床指南。

肥胖低通气综合征（OHS）是一种影响肥胖者健康的呼吸障碍，患者血液中有过多二氧化碳，较低的氧气。医学上，肥胖低通气综合征定义为：肥胖（体重指数 ≥30）+ 睡眠呼吸障碍 + 白天清醒高碳酸血症（$p_{CO_2} \geq 45 \text{mmHg}^*$），同时排除其他原因的肺换气不足。

研究表明，8% 到 20% 的肥胖伴有睡眠呼吸暂停的患者患有 OHS，其有潜在的威胁生命的情况。根据指南，大多数肥胖低通气综合征患者未被诊断或误诊，这样危及他们的健康，并导致医疗费用增加。

指南制定小组主席 Babak Mokhlesi（医学博士，胸科和睡眠医学专家，芝加哥大学睡眠障碍中心主任）介绍："指南的目的是完善早期识别 OHS，建议医生科学诊疗，在临床实践中减少变异性，优化 OHS 患者的评估和管理。"专家小组认为，早期识别和及时有效的治疗，对改善 OHS 发病率和死亡率非常重要。

制定指南的 18 名专家组成员有熟悉睡眠呼吸障碍的肺科专家、睡眠专家、呼吸治疗师、重症护理医生、肺动脉高压专家、

---

* mmHg 为废弃单位，1mmHg ≈ 133.3Pa。

减肥专家和一名患者。专家组成员系统检索与回顾了临床相关的问题，并聚焦以患者为中心的结论，如生活质量和睡眠质量改善、日间嗜睡、气体交换、氧气补充、医院资源利用和死亡情况。

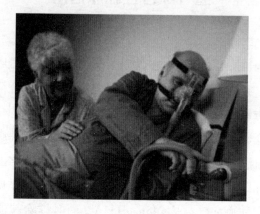

根据评级建议、发展和评估（职系）架构，专家组提出五项建议：

（1）临床医生使用血清碳酸氢盐水平 < 27 mmol/L 来排除肥胖伴有睡眠呼吸障碍患有 OHS 的鉴别诊断，推荐对强烈怀疑 OHS 的患者进行动脉血气测量。

（2）稳定期的 OHS，非卧床患者推荐接受气道正压治疗（PAP）。

（3）持续气道正压通气而不是无创通气（NIV）作为稳定期非卧床 OHS 伴有重度阻塞性睡眠呼吸暂停患者的一线治疗方法。

（4）因呼吸衰竭住院，并怀疑有 OHS 的患者，在接受门诊诊断和睡眠实验室压力滴定之前，应以 NIV 出院。

（5）OHS 患者应采用减重治疗，持续减轻体重 25%～30%（更有可能通过减肥手术获得），以缓解 OHS。

所有的建议都被专家组认为是"有条件的"，因为"证据的确定性非常低"。

指南的作者指出了几个对 OHS 患者有益的建议。他们写道，需要随机试验来确定哪一种方法，对筛查肥胖患者伴有睡眠呼吸障碍的 OHS 更好，例如测量碳酸氢盐水平还是血氧饱和度。

还需要评估那些没有重度阻塞性睡眠呼吸暂停的 OHS 患者中各种 PAP 模式的作用。出院没有明确诊断患者是否继续 PAP 治疗，应到门诊进一步确诊或排除 OHS。评估哪种减肥措施是 OHS 患者最有效的干预措施。

专家组强调，医治这些患者的临床医生，应该把重度肥胖作为健康的一个主要和可以纠正的因素。临床医生需要指导患者共享参与决策，使患者减重至少 25%～30%，从而缓解 OHS。

在提出建议时，专家组旨在制定可在国际上使用的准则。

作者强调，每个患者的医疗条件和个人健康状况都是不同的。他们写道："在特定的案例和环境中，没有任何建议可以考虑到所有变化的情况，因此，这些指导方针不应该被笼统地应用。"

使用远程医疗诊断和治疗睡眠障碍

——关于美国睡眠医学会立场文件的更新

COVID－19 大流行加快了远程医疗的广泛使用，显示了其在改善睡眠服务和倡导睡眠健康方面的重要性。

2020 年 5 月，美国睡眠医学会远程医疗特别工作组，在 2015 年颁布的《关于使用远程医疗诊断和治疗睡眠障碍的立场文件》的基础上，吸收了其使用中获得的经验教训并进行更新＊。

这次更新考虑的重要关键因素包括强调质量和价值，隐私和安全，倡导健康以及未来的方向。

关键词：远程医疗，睡眠障碍，睡眠医学，指导，质量，安全，倡导

一、背景

2015 年，美国睡眠医学会发布了《关于使用远程医疗诊断和治疗睡眠障碍的立场文件》，至此远程医疗得到了迅猛发展。

越来越多的专业服务需求、技术进步导致了这一变化，而新型严重急性呼吸系统综合征冠状病毒（SARS－CoV－2）则加速了远程医疗的广泛使用。

COVID－19 大流行挑战了传统医疗保健服务的方式，因为在医疗系统中，医院中的非紧急服务减少了，要设法为患者提供最

＊ 引用：Shamim-Uzzaman QA，Bae CJ，Ehsan Z，et al. 使用远程医疗诊断和治疗睡眠障碍：美国睡眠医学会立场文件的更新 ［J］. 临床睡眠医学，2021，17（5）：1103－1107.

安全的服务环境。远程医疗正成为在安全环境中为患者、健康服务者提供医疗服务的基石。

医疗保健系统报告提到，在家庭中利用远程医疗来管理流行病的需求比率大幅提高。

2020年，美国卫生和人类服务部解除了医疗保险和医疗补助服务中心的报销限制，使提供远程医疗服务变得更加容易。新颖的平台可以让患者在任何地点，从家庭到公共场所任何安全和舒适的环境中都可以得到服务。

从传统的医护中心到家庭的服务模式得到了进一步拓展，医护服务提供者也可以在医护中心外开展服务。

作为回应，AASM董事会启动了对2015年文件的审查和更新。召开了一个远程医疗总统常委会，对2015年的文件进行审查。

2020年5月，启动了对现有政策、材料和文献的审查。工作组发现，2015年最初的文件中概述的指导意见仍然适用，并应继续作为指导原则。更新文件是对原文件的补充，而不是替代。表1列出了合并指南的摘要，以下是新指南的细节。

表1　美国睡眠医学会指南——睡眠医学使用远程医疗

睡眠医学使用远程医疗声明意见书（2015年）
远程医疗的临床服务应当完全符合现场就诊的各个程序和流程，包括诊断、治疗决策的各个方面，这些在传统现场医疗模式中是常见的。
在远程医疗诊治特殊患者和睡眠障碍临床判断中，应评估其决策应用程度和范围。
远程医疗对睡眠障碍的交互应用中，使用的方式与本文件描述的原则一致，应该被认可并予以医保，与传统现场就诊相比，以可竞争的方式开展。

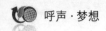

输出的远程睡眠医疗服务中心，其角色、期待和责任应该被明确，包括发起点、远端服务点。

远程医疗实践的目的是倡导一种服务模式，睡眠专家、患者、基层服务工作者和其他健康人员的共同目的是改善服务的价值并迎合时代潮流。

在输出远程医疗服务的过程中，应该坚持适当的技术标准，无论是在发起点还是远端点，都要满足健康保险便携性和责任法制定的标准。

应不断探索远程医疗方法，包括应用患者展示、当地服务商资源、相关检测及其他增值技术。

远程医疗服务应保证服务质量，帮助患者知晓流程，提高患者/服务提供者应用远程服务的经验。

数据管理时间、质量过程及其他与远程医疗相关的服务输出，都应该被认为是价值服务的基础模式。

使用远程医疗服务及设备应当符合专业标准、道德标准，以不违背远程医疗交互的目的，改善整体患者就诊状况，提高服务质量和/或服务价值。

关于远程医疗付费问题，患者、服务提供者、机器服务供应者应知晓付费的医疗政策，整个过程必须财务透明。

随着远程健康在社会中广泛普及，睡眠医学远程医疗的应用很可能快速扩张，需要进一步研究其带来的影响和结果。

睡眠医学使用远程医疗补充指南（2021 年）

通过远程健康的多种服务模式，提供高质量、广泛的睡眠服务，这些是没有区域限制的。

同步远程就诊可取代现场就诊，前提是其就诊质量、流程等同于现场就诊，符合发起点及远端点的州或联邦和 HIPAA 规则，这些地点也可以在传统就诊点外。

非同步的远程医疗模式可增强临床服务，改善医疗服务。

续表

远程医疗方案必须保障患者安全，包括职业责任、风险评估、风险管控，特殊情况下远程医疗就诊时还应考虑患者生理和心理安全。
远程医疗在睡眠健康连续管理中起重要作用，应提倡扩大应用睡眠远程健康管理，降低健康管理的不平等性。
进一步，临床诊断、睡眠障碍管理的途径需要确定，以便最好地将现场与远程进行整合，包括睡眠特殊数据，消费者技术的整合。

二、更新

越来越多的文献表明，在睡眠障碍患者的管理中，可以有效利用远程医疗。研究发现，远程医疗可以有效地用于诊断和管理阻塞性睡眠呼吸暂停，最广泛地用于提高气道正压治疗的依从性。

远程医疗已广泛应用于行为健康，改善某些疾病的治疗，并取得成功。

几个小型研究表明，通过远程医疗提供的失眠症认知行为疗法（CBTI）和失眠症行为疗法，与传统的面诊相比，提供的益处是一样的。

由于缺乏训练有素的行为睡眠治疗师，因此开发出在线应用的 CBTI 项目。最近的一项系统回顾和分析发现，通过互联网提供的 CBTI 对改善睡眠是有效的。

远程医疗也被用于管理儿科人群的睡眠障碍。远程追踪随访，主要是通过电话，已用于阻塞性睡眠呼吸暂停的长期管理。

互联网提供的 CBTI 已被证明对患有失眠症的青少年是有效的。

远程医疗尚未对其他睡眠障碍进行明确的研究，如不宁腿综合征或健忘症。然而研究表明，远程医疗健康管理对其他可用药

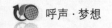

物治疗的疾病，如哮喘、高血压和糖尿病的管理是成功的。

1. 基于技术的服务

正如 2015 年的立场文件所描述的那样，通过远程医疗提供的睡眠服务可以是同步或异步的。

同步的远程医疗服务是在始发点患者和远端点的医疗服务提供者之间进行实时的音频和视频通信，并且必须映像现场就诊情况。

在远程医疗访问期间，可以增加一个远程演示者，以协助在始发点的技术和检查。

异步远程医疗服务中，患者和医疗服务提供者之间的位置、时间都是分离的，包括存储和转发系统的远程解释，以及患者和提供者之间的电子通信都不是实时的。

更多的细节可以在 2015 年的立场文件中找到。

2. 同步远程医疗服务的更新

中心到中心和中心到家的模式，即医疗服务提供者在医疗机构，而患者在另一个医疗机构或家里。远程医疗服务完全可以在医疗机构外提供全面的服务，只要它们映像了现场就诊的流程。

中心外模式包括传统办公室以外的始发地和远端地，并且可以在患者、医疗服务提供者选择的任何安全的地点进行。

这些互动可以利用多媒体通信设备进行，至少允许音频和视频的双向、实时、互动沟通，除了传统的笔记本电脑和台式电脑外，也包括智能手机和平板电脑。

在任何形式的移动通信技术中，都应确保隐私，以符合健康保险便携性和责任法（HIPAA）以及州/联邦法规，同时保持互动的质量。患者应被告知，远程医疗是替代现场就诊医疗的，同时要确保患者的安全。

在远程医疗过程中出现紧急情况时，应制定启动紧急服务

（如 e-911）的程序。后备计划应事先制定好，以解决连接故障或信号质量差的问题。

在每次就诊时，应获得远程医疗模式的许可。

通过患者门户网站，获得患者气道正压装置使用数据，并远程解释睡眠呼吸暂停监测结果，这些都是存储和转发技术的范例，用于为患者服务。

电子咨询包括对医疗数据的查询，并将临床决策传达给转诊医生。

患者的电子通讯，以及通过电子健康记录平台进行的虚拟患者签到，这些也是应用技术的例子。

与同步远程医疗一样，异步服务也需要患者的同意，至少应每年都要获得异步服务的同意。

由于 COVID-19 大流行，更多的异步远程医疗服务已经可以报销；然而，提供者应定期咨询支付者，以确保这些服务的持续性。

3. 基于技术要求的更新

远程医疗访问的技术要求随着技术的发展而变化。然而，使用任何远程医疗技术，都应确保健康信息的隐私和安全性，以符合 HIPAA 的要求。如应用密码或生物识别码提供服务的设备和/或平台，对传输或存储的数据进行加密，以及设置访问远程医疗平台的权限。

在当前新冠大流行紧急情况下，所使用的音频-视频聊天应用程序必须是"非公开"的，限制只有授权预定的各方（患者、医疗服务提供者、护理人员等）参与，并与技术供应商签订 HIPAA 商业合作协议，以确保符合 HIPAA 要求。疫情后是否继续使用这些工具，取决于法律法规。

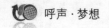

三、监管指南

无论使用哪种远程医疗模式，必须遵守联邦和州的法规，并遵守 HIPAA。

跨州执业的医疗机构要遵守医疗机构和患者就诊时所在的州的要求，包括临床接触、睡眠测试，以及监控药品的处方。我们鼓励医疗机构定期了解各州和联邦监管机构的最新情况。各州已经制定了州际协议，以简化在多个州申请执照的过程。

远程医疗提供了独特的方式，可以跨越国际边界执业。在这种情况下，医疗服务提供者还需要确保在提供医疗服务时，遵守患者所在国家的法规。

四、患者安全

COVID‐19 大流行加速了远程医疗的使用，减少患者和医务人员的接触，防止疾病的传播。

尽管中心到家和中心外的模式，比中心到中心的模式有很大的优势和便利，但医疗服务提供者和医疗机构需要更加努力，确保患者的隐私、安全和对 HIPAA 的遵守。使用远程医疗时能力是基础，同时必须保障道德准则和安全性。

提供者需要了解远程医疗服务的局限性，提高诊断能力，加强教育培训，以减轻患者安全风险。此外，应制定远程医疗质量保证计划，保持良好的安全文化，包括专业责任，及其使用相关的风险评估和风险管理。

还需要提供一些策略，以确保为那些技术上有困难的患者、无法使用宽带/互联网的患者或数字健康知识水平较低的患者、有语言障碍或视听障碍的患者提供便利。

在就诊时，始终要考虑患者和医疗服务提供者的安全。例如，当患者或医疗服务提供者正在开车时，不应在移动的车辆中提供服务。

理想的情况是，远程医疗应该达到现场就诊的质量和标准。

提供者还必须认识到远程医疗的局限性。因为涉及患者的安全性，他们需要确保所有的数据安全和加密协议是最新的，并且在入院前向患者披露所有可能的风险。

有人担心，虚拟访问可能会增加误诊的风险，因为错过了一些本可以在面对面就诊时发现的症状，特别是与身体检查结果有关的症状。

此外，也会给患者的心理安全和满意感带来特有的挑战，因为有许多视线之外的因素，例如，施暴的伴侣/家庭成员会影响患者的健康。

影响患者的因素可能看不见，因此，家庭环境中的远程医疗，如让患者（或个人、护理人员）参与和管理他们自己的健康服务，可能会影响患者的安全。最后，应该制定升级协议（针对睡眠医学实践），规定接受远程医疗服务的患者在什么时候，应过渡到紧急现场就诊或接受紧急服务。

五、宣传

COVID – 19 大流行表明，远程医疗可以为睡眠障碍患者提供全面的服务。睡眠医学是一个可以提供远程、完整和高质量服务的专科。远程医疗增加了偏远区域和服务不足地区的可及性。

在国家紧急状况或自然灾害时，所有人都可以获得睡眠服务。从远程医疗服务中受益的弱势人群包括老年人、儿童、社会经济地位较低的群体、高风险的免疫力低下或嗜睡的患者，患有身体或精神障碍的人，以及那些有需求的旅行者。

事实上，远程医疗可能有助于减少与传统医疗模式相关的某些健康差异和不平等现象。

现今阶段，由于地理、社会、经济因素的差异，存在医疗服务不平等的现象。而高度依赖互联网/宽带的远程医疗，可以帮助识别和解决可能导致健康不公平的问题，特别在农村贫困/低收入地区，因为这些地区的财政资源有限，无法负担传统医疗的服务费用。

此外，各州的许可条例对远程医疗的广泛使用构成了重大障碍。医疗执照属于各州的管辖范围，有些州允许跨境医疗，有些州则禁止。远程医疗服务提供者必须在他们执业的州（远端）以及他们的患者所在的州获得执照。

尽管州际医疗执照契约可能有助于促进和加快各州的医疗合作，但多州许可仍然是繁琐而昂贵的。在远程医疗时代，地理距离不应限制医疗服务。

这些规定限制了提供服务的机会。许多州在 COVID - 19 大流行期间允许医疗服务提供者为患者提供服务，而不管提供者或患者在哪里。这种豁免希望成为永久性的，或者实施新的规定，永久地允许跨境护理。

在不引入新的健康不平等的情况下，我们需要继续前进，通过远程医疗模式提供安全的、富有同情心，具有成本效益的优质服务。

随着远程医疗的发展不断扩大，改善网络连接性和增速互联网势在必行，远程医疗可以在保持医疗服务的连续性方面发挥重要作用，我们也倡导使用远程医疗减少健康管理的不平等性。

六、未来方向

与传统的面对面服务模式相比，远程医疗一个重要的研究领域是评估其有效性。虽然远程医疗只是一种提供医疗服务的可行方式，但我们必须研究其临床结果与面对面结果的对比，需要证明是相同，好或不好。此外，新的服务模式，如共享医疗预约可能更容易越过物理空间多点同时检查患者。

使用远程医疗治疗睡眠障碍的讨论，多集中在如何远程诊断和管理睡眠呼吸暂停患者。下一步是研究其他常见的睡眠障碍，如失眠症、嗜睡症、不宁腿综合征、谵妄症及昼夜节律性睡眠-觉醒障碍紊乱，创建推荐的工作流程和模板。

而诊断和管理这些疾病，需要确定哪些因素可以通过虚拟方式进行评估，哪些需要亲临现场服务。一旦确定了这些因素，远程医疗就可以提供更多的选择，与患者进行同步或非同步互动。

AASM 在 2015 年发布的质量标准是对比远程医疗与现场就诊的一种方法。

睡眠技术，如移动应用程序和可穿戴设备，已经在患者中得到了广泛的使用。其产生的大量数据有助于开发远程患者监测的算法。随着新技术的出现，不仅要评估其有效性，还要评估其对睡眠行为的影响，以及它们在患者睡眠服务中的潜在作用。

远程医疗需要进行更多研究，包括服务获取、保健导航、资源调动、健康管理不平等，这些会影响卫生政策；还应研究行业和消费者相关技术在诊断和管理睡眠障碍患者方面的作用。

在 COVID-19 大流行期间，我们必须分享远程医疗的成功经验，确保更广泛、更灵活的政策来支持远程医疗的扩大使用。

痴呆症的诊断有了新进展

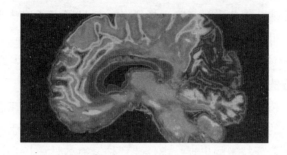

据统计，我国老年人口中痴呆症患病率是 5.56%，按照这个比例计算，目前我国的老年痴呆症的患者人数达到 900 多万，预计到 2050 年将会超过 4000 万。痴呆症也成为越来越严重的社会和公共卫生问题。因此，如何早期诊断、早期干预，成为医学上非常重要的研究课题。最近，美国的研究者发表了一篇研究文章，研究者采用睡眠时出现的某些脑电波进行评估，帮助诊断痴呆症及其他与记忆、语言和思维有关的疾病。这篇文章发表在《睡眠》杂志上，由马萨诸塞州总医院（MGH）和柏斯以色列狄肯尼斯医学中心（BIDMC）共同研究完成。该报告研究了如何检测这些睡眠脑电纺锤波，并采用自动计算方法将其与认知功能相关联。

睡眠纺锤波是在非快速眼动睡眠期间发生的大脑活动电波，可以通过在头皮上放置非侵入电极，记录脑电图进行评估。纺锤波被认为是一种"指纹"，在个体间存在差异，具有高度遗传性，并且在夜间趋于一致。

随着神经退行性疾病的增加，迫切需要一种敏感的认知生物标志物。这导致睡眠纺锤波的研究热潮，主要研究观察大脑活动的振荡模式，以及它们在各种神经精神状况和认知表现中的作用。尽管睡眠纺锤波和其他大脑特征成为退行性神经疾病和精神疾病的潜在电生理标志物，但检测和评估睡眠纺锤波并不简单。人们已经知道，在睡眠过程中，大脑中这些短暂的高频事件与认知密切相关，特别是与学习和记忆密切相关。但试图在100多个睡眠记录中检测纺锤波时，事情就变得不那么清楚了——比如什么是最佳阈值，什么是最好最短持续时间，等等。

通常通过对脑电图的目视检查进行睡眠纺锤波分析，但如果采用自动化方法，则可以提供更一致的结果。但是，对于这种自动化方法的参数，还没有达成共识。

为了解决这些问题，研究人员设计了包含167名成年人的睡眠相关实验，分析从纺锤波检测到的参数，它们如何影响认知，并确定与认知表现最相关的参数。

研究小组还发现，睡眠纺锤波与所谓的"流体智力"密切相关，流体智力依赖于抽象思维和解决问题的技能，在痴呆症的早期阶段会下降。因此，他们发现支持睡眠纺锤波作为一种基于睡眠的流体认知生物标记物，通过优化这一生物标志物的检测，研究者希望能够指导未来的研究，以检测神经退行性病变人群中这种生物标志物的敏感性。

研究者表示，睡眠纺锤波是睡眠期间大脑活动的许多重要可测量特征之一，它提供了一个了解大脑当前健康状态、个体罹患脑部疾病或认知能力下降风险的窗口。可将其加入到日益增长的大脑健康库中，作为在睡眠期间测量的指标。

我们期待研究者进一步挖掘，把纺锤波的测量参数标准化、科学化。通过分析这些参数，可以方便地对老年痴呆症进行诊断和评估，给未来的治疗提供巨大的帮助。

解析 AASM 《成人阻塞性睡眠呼吸暂停外科
转诊治疗临床实践指南》

我国于 2018 年由中国医师协会睡眠医学专业委员会颁布了《成人阻塞性睡眠呼吸暂停多学科诊疗指南》，这份指南制定了多学科联合治疗路径图，并列出各种外科治疗的适应证和禁忌证。在考虑外科治疗的适应证和禁忌证的过程中，我国的指南重点考虑了患者的 BMI、上气道解剖检查结果、睡眠监测结果等因素，同时也考虑了通过佩戴无创呼吸机的耐受程度进行治疗的方法。美国睡眠医学会于 2021 年 8 月推出新的《成人阻塞性睡眠呼吸暂停外科转诊治疗临床实践指南》。

这份建议是由美国睡眠医学会委托一个由睡眠医学专家、耳鼻喉科专家和减肥手术专家共同组成的工作组，根据对文献的系统回顾和使用 GRADE 对数据进行评估，制定建议。工作组评估了相关文献和数据，权衡利弊，考虑患者价值观、偏好以及支持本建议的资源等因素。最终 AASM 董事会批准此建议。

以下建议旨在作为治疗成人 OSA 的临床医生的指南。每个建议陈述都被赋予了一个强度（"强烈推荐"或"有条件推荐"）。"强烈推荐"是临床医生在大多数情况下应遵循的。"有条件推荐"要求临床医生根据临床知识和经验，考虑患者的价值观和偏好，以确定最佳治疗方案。

（1）建议临床医生对成年 OSA 患者，其 BMI < 40 同时不接受或不耐受 PAP 治疗的，及时转诊至睡眠外科医生，作为以患者为导向的替代治疗的选择（强烈推荐）。

（2）建议临床医生对 OSA 患者，不耐受或不接受 PAP 治疗的肥胖成人（Ⅱ／Ⅲ级，BMI≥35）转诊给减肥外科医生，作为以患者为导向的替代治疗的选择（强烈推荐）。

（3）建议临床医生对那些成人 OSA，且 BMI＜40 同时伴有持续性 PAP 依从性不足（由于压力相关副作用导致），转诊给睡眠外科医生，作为以患者为导向的辅助或替代治疗的选择（有条件推荐）。

（4）建议临床医生推荐 PAP 作为成人 OSA 和主要上气道解剖异常的初始治疗，然后再考虑上气道外科治疗（有条件推荐）。

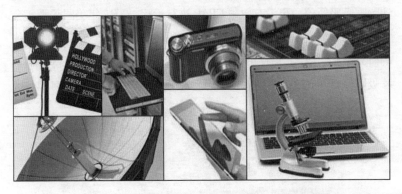

通过以上四个建议可以看出，AASM 强调成人 PAP 的治疗方法，无论肥胖与否，都是患者的第一选择方案；如果 PAP 不耐受、不接受，或者顺应性不好，方可以考虑其他治疗方式。这一点，其实与我国的指南在很多方面是不谋而合的。只不过我国的多学科指南没有把 PAP 治疗放在这么前的位置，而是把解剖检查结果放在前面，兼顾考虑 PAP 治疗管理，这背后究竟是否有科学道理，中国人的 OSA 外科管理是否应该这样，个人觉得值得研究。无论如何，目前 AASM 指南中提出成人 OSA 的治疗 PAP 是第一位的，PAP 治疗不接受、不耐受或顺应性不好，方可以考虑其他的方法。

CPAP 可以降低心血管病的危险

——对于非嗜睡阻塞性睡眠呼吸暂停患者

经常遇到有些 OSA 患者，监测的 AHI 结果严重程度不一，白天临床嗜睡症状表现不明显，比如白天几乎没有嗜睡，但是患有高血压、心脏病。这些患者高度关注其高血压和冠心病，很少关注睡眠呼吸暂停，更没有佩戴 CPAP 进行治疗。2021 年美国呼吸年会上发表的一篇文章，给我们带来新的启示。根据 ATS 2021 国际会议的研究结果，CPAP 治疗可保护同时患有冠心病和非嗜睡阻塞性睡眠呼吸暂停（Non-Sleepy OSA）的患者免受严重心脏事件的影响。

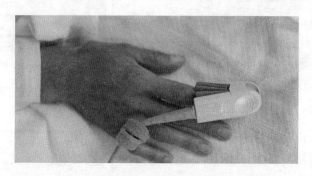

之前的研究表明，CPAP 对非嗜睡的 OSA 患者（即白天不困）没有任何益处。多导睡眠仪显示，这些患者与那些报告白天嗜睡的患者几乎有相同的呼吸暂停和低通气次数。

哈佛医学院医学助理教授 Ali 博士和他的同事，重新分析了来自 RICCADSA 临床试验（NCT00519597）的数据，该临床试验研究了患有心脏病的非嗜睡 OSA 患者的心血管风险。他们分析研究了参与者的脉率变化，并验证一个假设，即那些伴有较高脉率变化的 OSA 患者可能面临更严重的心血管事件的风险。

他们在一份新闻稿中说："如果这是真的，那么我们就可以相信，使用 CPAP 在脉率变化较高的患者中将获得很大的益处。""事实上，这就是我们的发现：脉搏频率变化越快反应越大，CPAP 的治疗效果就越好。"

他们使用多导睡眠仪监测了参加试验的患者，记录了那些非嗜睡 OSA 患者的呼吸事件、脉率和脉搏氧饱和度，同时将患者的脉率与其在呼吸暂停或低通气时是否有心脑血管病（如心脏病发作和脑卒中）等事件相匹配，然后用统计学方法来评估脉率的变化是否影响 CPAP 的治疗效果。

研究人员发现，对于那些在呼吸暂停期间脉率明显升高的非嗜睡 OSA 患者，CPAP 提供了预防心脏事件的保护。并指出："我们的研究提供了新的证据，表明在阻塞气道事件中更高的脉率反应，是一种可识别的、有害的、潜在的、可逆的危险因素；选择 CPAP 治疗对其是有益处的。"

一些患者在呼吸事件结束时脉率大幅上升，而另一些患者几乎没有变化。直觉上，这些患者或许有不同的心血管症状和结果。

"我们的研究表明，事实上，对于非嗜睡 OSA 患者，对呼吸事件有更快脉搏率的患者，CPAP 可以帮助其降低发作风险。"

"这个分析项目很大程度上要归功于 Yuksel Peker 博士（RIC-CADSA 试验的首席研究员），他积极主动地分享了他的数据，以及来自耶鲁大学医学院的 Andrey Zinchuk 博士，他帮助我们研究分析这些数据。"

因此，如同 2021 年美国心脏协会第一次发布《OSA 与心血管病的声明》中描述的那样，建议所有高血压和冠心病患者如果有夜间打鼾憋气的情况，都应该做睡眠监测。OSA 诊断明确后，遵循医嘱，及时佩戴 CPAP 进行治疗。

从睡眠脑电记录数据可以预测 "脑年龄"

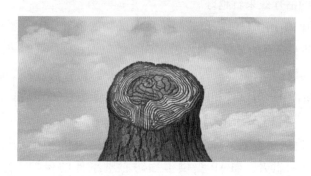

脑电图提供的临床信息为患者个性化健康评估和睡眠综合评估提供依据，而脑电图的指标与神经退行性疾病、精神疾病、代谢和心血管疾病密切相关，并有望成为大脑健康的生物标志物。睡眠记录的脑电图是分析睡眠结构的基础，婴儿、儿童、成人和老人的夜间睡眠结构是不同的，儿童的快速动眼睡眠时间较长，老年人睡眠清醒次数多。如今，我们通过进一步的神经网络分析，可以更加准确地评估记录者的"脑年龄"。2021年美国的一项研究表明，通过深度神经网络模型分析睡眠脑电图数据可以准确预测记录者的脑年龄，而预测的记录者脑年龄在不同疾病人群中具有独特性。

这项研究发现，该模型预测年龄的平均绝对误差为4.6岁。绝对的脑年龄指数与癫痫、癫痫发作障碍、脑卒中、睡眠呼吸障碍、睡眠效率低下有统计学意义。研究还发现，与健康人群相比，糖尿病、抑郁症、严重日间嗜睡、高血压、记忆力和/或注意力不集中的患者平均大脑年龄指数偏高。

这些结果表明，健康状况与一个人的预期年龄或实际年龄有偏差。

首席研究人员在一份新闻稿中表示："虽然临床医生能根据患者的脑电图粗略估计或量化患者的年龄，但这项研究表明，人工智能模型可以高精度预测患者的年龄。""该模型的精确度使预测年龄从实足年龄转变，以表达与主要疾病及其并发症的相关性。这显示了人工智能利用生理信号在新型临床表型中的分析潜力。"

研究人员研发建立了一个深度神经网络模型（DNN），用来预测患者的年龄；该模型使用的是多导睡眠仪记录的原始脑电图信号。该模型经历了126 241项睡眠记录，在6638项记录中得到了验证，并在1172项记录中进行了测试。大脑年龄的评估方法是，用脑电图预测的年龄，即大脑年龄指数（Brain Age Index，BAI）减去个体的实际年龄，然后取这个变量的绝对值，即绝对大脑年龄指数（Absolute Brain Age Index，ABAI），分析同时排除了混杂因素，诸如性别和体重指数等。

研究的结论是，基于健康患者的原始多导睡眠仪衍生的脑电图记录进行深度神经网络分析（DNN），可以准确地预测他们的脑年龄。此外，研究也揭示了诸如BAI和ABAI等指标在不同的疾病人群中显示出独有的特征，突出了它们作为新的诊断性生物标志物和脑健康"生命体征"的潜在价值。

可以说，这项研究的结果为利用人工智能评估患者大脑年龄提供了初步证据。相信随着研究人员持续的调查、研究和临床试验，大脑年龄指数有一天会成为大脑健康的评估标志，就如同测量血压来评估脑卒中和其他心血管疾病风险一样。

浅谈失眠与睡眠呼吸暂停
及其共患病的进展

失眠与睡眠呼吸暂停共患病，现在专家给这个病起了个很好的名字——COMISA。近几年，越来越多的专家研究这个共患疾病，发表了许多文章，本文对三篇重要文章进行分析和解释。

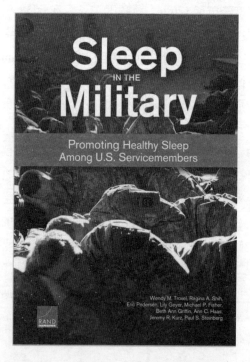

1. 2021 年 6 月，美国退伍军人协会防务部推出一份指南《医疗保健系统中如何管理失眠和阻塞性睡眠呼吸暂停病人》

"睡眠障碍在服役人员和退伍军人中非常普遍，甚至比平民更普遍。"Christi Ulmer 博士，杜克大学医学院精神病学和行为科学的助理教授，告诉了记者。

一项研究发现，在接受调查的军人中，48.6% 的人睡眠质量较差。另一项研究发现，在服役人员中，失眠症在战斗人员中的发病率为 41%，在非战斗人员中为 25%。

作者指出，这份指南是在参考前线人员具体的情况下编写的，但没有很好的治疗这两种最普遍睡眠障碍的方法。

他们组建了一个小组，包含四名联合主席和来自多个专业的临床执业医生，包括睡眠医学、神经病学、精神病学、肺科、内科和耳鼻喉科。小组成员进行了一系列文献查询、分析及评估。

基于这些评估，小组建议：

（1）睡眠呼吸暂停患者整个睡眠期间采用正压通气（PAP）疗法来治疗 OSA。他们指出，由于坚持 PAP 治疗对一些患者来说是一个挑战，即使每晚使用时间少于 4 小时，也应该继续使用它。

（2）对于慢性失眠症，小组建议使用认知行为疗法，包括睡眠限制疗法、刺激控制疗法、放松疗法、反唤醒策略和睡眠卫生教育。

（3）不推荐使用睡眠卫生教育或药物疗法作为一线疗法治疗失眠，因为睡眠卫生教育本身并没有效果，如果他们不接受认知行为疗法，认为这也是无效的，最终可能会对患者造成伤害。药物治疗只能用于那些不能或不愿意接受认知行为治疗的患者，因为行为干预被证明更有效。然而，他们建议某些患者短期服用 3mg 或 6mg 多塞平或非苯二氮平受体激动剂。

此外，研究表明，在军事人员和退伍军人中，除了 OSA 和失眠的发病率比普通人员更高外，也有很多人同时患有创伤后应激障碍（PTSD）、情绪障碍，如焦虑/抑郁和创伤性脑损伤（TBI），这将使睡眠障碍的识别和治疗复杂化。阻塞性睡眠呼吸暂停综合征和失眠等睡眠障碍可能会加重情绪障碍、创伤性脑损伤和创伤后应激障碍的症状。

对军人和退伍军人的整体健康，及早发现和管理阻塞性睡眠呼吸暂停和失眠非常重要。因为睡眠障碍与其他疾病相互关联——如患有失眠症的退伍军人有自杀倾向，患有阻塞性睡眠呼吸暂停综合征的成年人脑卒中和心肌梗死率更高，因此早期发现和治疗这些疾病是非常必要的。

专家指出，虽然这些指南是针对退伍军人和军事人员的，但也适用于患有阻塞性睡眠呼吸暂停和失眠的大众。

这是第一次看到针对两种最常见睡眠障碍制定的指南，其意义非常大，尤其是不强调药物治疗失眠，强调行为治疗，对于我国军事人员的失眠治疗非常有帮助。

2. 同时伴有失眠和睡眠呼吸暂停带来的危害

失眠和阻塞性睡眠呼吸暂停综合征影响了大约10%到30%的人口，其中每一种疾病都会增加患精神疾病和其他疾病的风险。那如果同时患有两种疾病，情况如何呢？

2021年12月《欧洲呼吸杂志》发表了一项研究，表明与没有失眠和阻塞性睡眠呼吸暂停（OSA）的患者相比，伴有失眠和睡眠呼吸暂停的患者，高血压和心血管疾病（CVD）全因死亡风险显著增加。

这项研究收集了5236名参与者。所有的参与者都接受了家庭多导睡眠仪的记录。此外，参与者还完成了相关的问卷调查。

研究人员将失眠定义为自我报告的夜间症状，如难以入睡、维持睡眠时间短或每月16次或以上半夜从睡眠中醒来。睡眠呼吸暂停被确定为呼吸暂停－低呼吸指数至少15事件/小时的睡眠。研究人员用多变量调整风险模型评估了共病失眠和睡眠呼吸暂停与全因死亡率（$n = 1210$）之间的关系，对高血压、心血管疾病和糖尿病的患病率，通过控制年龄、BMI 和性别的 logistic 回归计算进行了调查。

没有失眠或阻塞性睡眠呼吸暂停综合征的参与者，约 52%（$n = 2708$）被划分为对照组。共有 170 人（3%）只患有失眠，2221 人（42%）只患有阻塞性睡眠呼吸暂停，另外 137 例（3%）伴有失眠和睡眠呼吸暂停。

与对照组相比，共患失眠和睡眠呼吸暂停的患者，高血压患病率更高（比值比［OR］为 2.00；95% 可信区间为 1.39～2.90）和 CVD（比值比［OR］为 1.70；95% 可信区间为 1.11～2.61）。尽管与对照组相比，单独患有失眠和阻塞性睡眠呼吸暂停的参与者患高血压的风险更高，但在心血管疾病方面，两组之间没有差异。糖尿病患病率在两组之间也没有差异。

与对照组相比，共患失眠和睡眠呼吸暂停的发生率为 47%（风险比为 1.47；95% 可信区间为 1.06～2.07），死亡率增加。这表明共患失眠和睡眠呼吸暂停与死亡率之间的关系，与在 OSA 和失眠的定义中是一致的。

此外，研究表明，这些联系是否有因果关系还有待确定，同时，对失眠进行认知行为治疗、持续气道正压或联合治疗，可以有效降低失眠和睡眠呼吸暂停患者的死亡风险。

3. 共患病患者的治疗：先治疗失眠，然后治疗呼吸暂停

2020 年 3 月，澳大利亚的科学家发表了一项研究，共患失眠和阻塞性睡眠呼吸暂停，最好的解决方法是非药物定向心理干预和 CPAP 治疗。

通过这个简单的指导方针，治疗后的患者睡眠和健康都有了很大的改善——六个月后，总体失眠严重程度和夜间失眠改善了约 50%。

研究包含了 145 名 COMISA 患者（共患失眠和睡眠呼吸暂停），这些患者在过去使用持续气道正压通气（CPAP）治疗时，对比没有失眠症状的患者，效果较差。

因此，研究人员建议 COMISA 患者，在使用 CPAP 设备之前，先进行 4～10 周的认知和行为治疗（CBTI）。

研究人员介绍说，在开始 CPAP 治疗之前，用非药物 CBTI 治疗 COMISA，患者显著改善了失眠症状。同时，对比仅接受 CPAP 治疗的患者，接受 CBTI 和 CPAP 治疗的患者前四个月中，每晚使用 CPAP 治疗的时间增加了约一个小时。六个月后，CBTI 联合 CPAP 治疗显著改善了：

之前，抱怨夜间失眠的人 48%，现在这一比例为 34%。

之前，与睡眠相关的认知功能障碍为 30%，现在这一比例为 10%。

因此，这项最新的研究表明，睡眠医生和相关医务人员在单独诊断任何一种疾病时，都要考虑是否有另外一种疾病，如果有，先用 CBTI 治疗失眠，提高接受度，再考虑使用 CPAP 治疗，这将极大地改善这两种疾病的治疗效果。

最新版《成人家庭睡眠呼吸暂停监测临床规范应用专家共识》读后感

　　最近，中华医学会呼吸分会组织了国内呼吸睡眠专家共同撰写了关于《成人家庭睡眠呼吸暂停监测临床规范应用专家共识》，发表在 2022 年第 2 期《中华结核和呼吸》杂志，并在许多新媒体的平台上转载。阅读这篇文章，有如下几点读后感。

1. 这是中国专家第一次制定这一领域的专家共识

　　中国有 1 亿多睡眠呼吸暂停患病人群，其中中重度患者超过 5000 万，仅靠几千家睡眠实验室诊断是完全不现实的，加上 2020 年新冠疫情暴发，对 HSAT 呈现出巨大的需求，因此，非常有必要制定出一份这样的指南，指导我国各级医务人员开展睡眠监测工作，正如共识中提到的，美国睡眠医学会早在 2003、2007、2017 年就发布和更新了 HSAT 设备的临床应用指南，同时，也纳入美国成人 OSA 诊断的医保支付体系，极大地推动 HSAT 设备走入不同级别的医疗卫生机构，促进了睡眠呼吸疾病的临床诊疗工作。在我国，HSAT 可以被当作非 PSG 的睡眠筛查进行收费，因为我国没有规定睡眠筛查必须在院内还是院外进行，因此如果之前院内的睡眠筛查进入医保，各地的 HSAT 检查也可以医保收费。我国 HSAT 面临的主要问题是医务人员对睡眠呼吸暂停疾病意识的缺乏，专业性知识不够，同时，对使用设备的标准和要求等都没有明确和细化。希望通过专家共识的发表，有助于推动这些问题的解决。

2. HSAT 适应征的特殊考虑

在这份共识中，明确了应用 HSAT 的适应征：

第一，HSAT 应用于 OSA 的诊断需结合全面的睡眠及临床评估；

第二，HSAT 可用于临床评估高风险的中重度单纯 OSA 患者的诊断，但不能用于排除诊断；

第三，对于并存内科疾病，如严重的心肺疾病、脑血管疾病、神经肌肉疾病相关睡眠呼吸障碍，首选多导睡眠仪进行诊断评估；

第四，HSAT 用于住院患者及围手术期患者 OSA 的诊断；

第五，HSAT 用于 OSA 人群的筛查；

第六，某些特殊情况下睡眠监测首选 PSG。

综上所述，根据这份共识，选择 HSAT 诊断 OSA 是有条件的，不能不加以甄别选择，比如心脑血管疾病的人，首选 PSG，而且万一 HSAT 结果是阴性的，也不能完全排除 OSA。这份共识的适应征选择，多数是参照 AASM 的标准制定的，科学性很强。但是如果考虑到中国的巨大患病人群，在各地普遍缺乏专业设备和人员的情况下，笔者认为各地医疗机构，有医疗资质的组织，有条件开展，能检尽检，尽可能多开展 HSAT 的监测；对结果阳性的患者要结合其症状和其他体征，进行综合评估。一开始，不要担心开展这个监测的局限性而缩手缩脚，多数时候，如果没有 PSG，难道不给患有心脑血管疾病的人诊断了？最终医生还是要参考患者的症状和实际情况来评估。其实，大规模开展穿戴式 HSAT 是我国诊疗 OSA 最好的办法。笔者的个人观点是，先吃饭，再吃好，先创造条件，开展大批患病人群初步的监测和诊断，然后再科学和精准诊疗患者。

3. HSAT 设备的要求

这份共识中提到，在四类诊断设备中，推荐三类作为 HSAT 的规范使用设备，至少要满足如下信号采集参数要求：

（1）气流信号传感器：推荐采用口鼻温度传感器或鼻压力传感器；

（2）呼吸压力：推荐采用胸腹双通道压电晶体（RIP）传感绑带，亦可选用单通道压电晶体传感绑带、单/双通道聚二氟乙烯（PVDF）传感绑带；

（3）血氧信号：要求在心率 80 次/min 时，脉搏血氧的最大平均采样时间不超过 3s。

同时，共识中也重点强调，HSAT 设备的软件要提供原始数据和人工判读功能。这一点非常重要，为最终结果准确性提供保障。

通过以上描述，可以非常清晰地看到，仅仅用单纯血氧饱和度＋脉率、单纯的鼻气流、单纯的胸腹气流，或者这三项的任意两项的组合，都无法满足 HSAT 设备的诊断要求。市场上，类似这样的设备有很多，做筛查可以，做诊断不行。还有一个非常重要的因素，就是采集信号方式方法的要求，热敏、压力传感器是口鼻气流采集的标准，RIP/PVDF 是胸腹气流的标准，血氧信号采集也有采样时间的要求。因此，市面上采用其他方式方法记录口鼻胸腹血氧的，在当前的情况下，理论上都不符合共识要求，这一点也非常重要。有一些医院采用单纯的血氧饱和度＋脉率对 OSA 开展 HSAT 的诊断，显然这是不符合共识要求的。当然，随着科学技术的进步和发展，采用其他方式的传感器记录也许会被逐渐认证，但这需要大量数据验证。

4. HSAT 分析报告的准确性、智能化问题

由于缺乏睡眠医学的专业人员，在采用 HSAT 设备时，数据

的自动分析非常重要，这份共识提到了关于数据记录和分析的几点要求如下：

（1）在睡眠期间获得的合格数据至少4h；

（2）记录的数据要包含记录开始/结束时间、总记录时间、监测时间或总睡眠时间、心率、呼吸事件次数、REI或呼吸暂停低通气指数（AHI）、氧减指数、脉氧饱和度及其小于88%或其他阈值的时间；

（3）报告中需呈现：阻塞型、中枢型和混合型呼吸暂停的次数，仰卧位及非仰卧位REI，中枢性呼吸暂停指数及有无鼾声；

（4）报告判读中，判断是否符合OSA的诊断及严重程度，如尚不能根据监测数据明确诊断，则需结合临床病史来判断是否进一步进行实验室内PSG；HSAT结果的正确解读及据此制定的OSA的方案需由睡眠专业医生来指导实施。

这些都是数据记录、分析、报告的要求。其实数据的自动分析及其分析的准确性也非常重要，考虑到在做HSAT过程中，不可避免地出现很多伪迹，比如记录中去上厕所时，如果导联不紧密导致数据变化较大或个别导联线的脱落而无数据记录等，在分析中如何识别和剔除这些伪迹是非常重要的，而没有接受过培训的医务人员恐怕没有经验和时间来识别，这时HSAT软件中的人工智能识别分析功能就显得非常重要。对于PSG，仪器自动分析结果后，睡眠实验室还要手工纠正，而很多HSAT是在普通科室或者基层单位开展的，没有专业人员进行手工纠正，多数是采用仪器自动的分析结果，这更加凸显了自动分析结果准确的重要性。笔者曾看到许多Ⅲ类仪器自动分析的结果前后矛盾而无法使用的情况，也曾呼吁国家相关质量部门对所有Ⅲ类的设备进行评估，将自动与手动分析结果进行对比，评估出哪些产品的自动分析结果可用，哪些仅作参考，必须手工纠正，只有这样，才能真正推动 HSAT 科学地向前发展。

5. HSAT 在中国推广面临的挑战及发展方向

中国睡眠呼吸暂停患病人群众多，医务人员和老百姓对这类疾病的认识不足，能开展睡眠监测的中心才几千家，HSAT 的开展，毫无疑问，能迅速补充现有诊断量的不足，扩大睡眠监测的科室和领域。但面临的挑战也是艰巨的，比如设备的标准化、信息的安全化、流程的规范化、分析的科学化、结果的准确化，还有人员的专业化等。这份共识的发表，无疑会极大推动这些领域的发展，为我国医务人员和广大群众带来更大福音。

随着监测技术的不断发展，可穿戴设备如智能手环、手表，植入式设备如床垫以及手机应用等，可能是未来睡眠健康监测和睡眠疾病筛查诊断的重要平台。消费产品医疗化、医疗产品消费化必将是未来发展的方向，如何科学合理地规范化这些消费产品，使该领域的发展更加科学规范，是行业面临的重要问题。

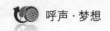

多少比例的慢性失眠患者是
由睡眠呼吸暂停引起的？

传统观念将失眠描述为一种最好用安眠药治疗的神经精神障碍。研究表明阻塞性睡眠呼吸暂停（OSA）与慢性失眠（有时称为"复杂性失眠"）之间存在联系，但没有人能准确地计算出OSA引起失眠的比例，从而评估如何优化这方面的治疗。

最近，一项新的研究发表于《柳叶刀》杂志（2019，13：57－73），得出了令人惊讶的结论。这项研究结果表明，高达80%寻求治疗的失眠症患者正经历着睡眠结构紊乱，以及未确诊OSA而导致的慢性失眠症。

这类患者最有效的治疗方法是什么？先进的通气模式，比如自适应伺服通气（ASV）。

研究人员对"慢性失眠症"的患者进行了评估，以查看他们是否确实符合慢性失眠症诊断的标准。在接受治疗的1663名患者中，有1003名因未符合诊断标准而被排除在外（包括744名因失眠而未有任何损害的患者）。

在被诊断为慢性失眠的660例患者中，有599例被排除在外，因为他们具有阻塞性睡眠呼吸暂停的明显症状，例如体重指数≥30或出现了呼吸暂停。研究人员（Barry Krakow，医学博士等）将这些复杂的失眠患者排除在外，因为他们希望专注于就诊初级保健或精神卫生诊所的"纯粹"失眠患者，比如那些没有睡眠呼吸暂停症状，但经历了十年失眠症且未能通过大量药物和行为干预的人。

　　研究的下一步是多导睡眠监测，这些在多导睡眠监测期间经历睡眠呼吸障碍的参与者，首次得知他们同时患有 OSA 或上气道阻力综合征。

　　研究人员称，人们对得出的睡眠呼吸暂停诊断感到惊讶，同时对发现失眠的物理原因也感到兴奋。大多数患者质疑为什么在过去的十年中，从未推荐给他们进行睡眠测试，他们也反对未经睡眠监测而直接给出安眠药处方，并且以很积极的态度使用 PAP 来治疗慢性失眠。

　　研究人员开始了一项随机对照试验，发现了对合并慢性失眠症和睡眠呼吸障碍的患者治疗有效的方法。

　　40 名参与者完成了为期 14 周的 CPAP（$n = 21$）或 ASV（$n = 19$）治疗试验。ASV 就是根据患者特定需求提供可变压力，能提高较高的吸入压力和较低的呼气压力，与 CPAP 的固定单一压力相比，可以提高呼吸舒适度和适应性。每两周随访，保证两种 PAP 装置均可使用，公正地衡量睡眠效果。

　　该试验发现，ASV 比 CPAP 明显降低了失眠的严重程度，并改善了睡眠质量，ASV 用户失眠严重程度总体平均远低于失眠障碍的临界值，而 CPAP 用户的失眠严重程度仍处于临界临床水平。

　　在两种睡眠质量量表上，ASV 的优势进一步证实了 OSA 破坏了睡眠结构，是失眠的明确原因，也是治疗的关键目标。患者临床上的获益强烈支持了，在复杂失眠症中使用 PAP 治疗，并有明确证据表明 PAP 是一线治疗选择。最有趣的发现之一是，与 CPAP 相比，ASV 消除了慢性失眠患者的更多异常呼吸事件。

　　研究结果还表明，患者、医生和治疗师都没有认识到是呼吸事件影响睡眠脑电波，导致慢性失眠。同时，这项随机对照研究也显示了 ASV 的优越性，使将近 70% ASV 用户的失眠得到缓解，而标准 CPAP 用户仅仅为四分之一。理论上讲，ASV 比安眠药能更有效地治疗失眠，因为药物对睡眠呼吸没有影响，实际上还可能会使睡眠呼吸恶化。而 ASV 几乎消除了睡眠碎片和呼吸事件。

根据分析，普通人群中每 3 名失眠患者中就有 2 名以上可能患有未经诊断和未经治疗的睡眠呼吸暂停。如果考虑到失眠同时伴有 OSA 但没有睡眠呼吸风险时，这一比例将大大提高，这些"隐匿"的睡眠呼吸障碍病例可能在另外 20% 的患者中发生。总的来说，大约 80% 的慢性失眠患者也有睡眠呼吸暂停，这种关系在慢性失眠的临床环境中通常被忽略或误解。复杂性失眠普遍存在，但人们普遍认识不足。

Krakow 等人补充说，尽管该试验未对糖尿病、高血压、心脏病和精神疾病进行调查，但这项研究的结果表明，许多失眠患者中频繁出现的健康问题实际上可能由于未发现睡眠呼吸暂停而恶化。慢性失眠患者中 OSA 并发异常高，需要确认并仔细研究，准确地测试各种研究人群中是否存在睡眠呼吸障碍。

研究人员认为："这项研究提出了一个根本性的概念转变，即如何将慢性失眠视为由睡眠呼吸事件对大脑波的破坏性影响从而触发的生理失调。不幸的是，现代医疗保健实践以及大多数媒体广告，大力宣传慢性失眠的药物治疗，并且，失眠总是被认为是神经精神疾病。很少有患者接受睡眠专家的全面咨询，更不用说做睡眠监测来诊断是否有睡眠呼吸暂停了。"

这项研究最终表明，失眠症患者的睡眠结构遭受了生理分裂，因未确诊的 OSA 而导致了慢性失眠症。因此，需要进行普及诊断以确保这些患者将获得更安全、健康和优质的循证诊治，即必须培训医疗服务提供者，让他们认识到睡眠呼吸暂停和不良失眠之间的密切关系，从而改变治疗慢性失眠症的方式。

分析 3D 照片面部特征可以预测患有阻塞性
睡眠呼吸暂停综合征的可能性

如何更加方便、简单地对潜在的阻塞性睡眠呼吸暂停患者进行筛查，一直是学术界和企业界面临的问题。大规模的量表，家庭睡眠筛查仪的使用都是其中的手段，但还是耗费巨大的人力物力。最近，澳大利亚科学家采用照片分析的手段，对潜在的 OSA 患者进行筛查，提出了很有意义的结论。

该研究发现，使用 3D 摄影技术，测量地线，即曲面上两点之间的最短距离即可用来预测是否患有睡眠呼吸暂停，准确率为 89%。如果使用传统的二维线性测量，该算法的准确率为 86%。

首席研究员彼得·伊斯特伍德，西澳大利亚大学睡眠科学中心主任说："用这项技术，在面部和颈部预先确定标志。""我们确定了这些地标之间线和线的距离，然后对算法进行检验测试，并使用该算法将个体划分为是否患有 OSA 的高风险或低风险人群。"

研究对象包括 300 名不同程度睡眠呼吸暂停的患者和 100 名没有睡眠呼吸暂停的患者；这些人来自当地一家医院和 Raine 研究（在西澳大利亚的一个纵向队列研究）。所有人都进行了夜间睡眠研究，并用颅面扫描系统拍摄了 3D 照片。数据被用来建立一个预测算法，并在另一个患者集上进行测试。

伊斯特伍德与犹他大学的计算机科学家合作，确定了与睡眠呼吸暂停最相关的面部特征，是脖子的宽度和下颚向后缩的程度，但研究也发现了其他可能的指标。

他说："从目前的研究中获得的数据表明，诸如下颌的宽度和长度、脸的宽度、眼睛之间的距离等其他测量值，有助于区分是否患有 OSA。"

在一篇发表在《临床睡眠医学》2020 年 4 月 15 日线上刊物的相关评论中，研究者表示 3D 摄影作为一种筛查工具有着光明的未来，它有可能与患者的数字健康追踪器和健康历史数据相结合。

研究者认为："某些可穿戴设备已经能够测量脉搏氧饱和度，有些还提供氧饱和度变异性分析。同样，未来的家庭可能会在卧室中安装传感器，利用光学、声学、红外、超声波或其他手段收集生理睡眠数据。"

根据伊斯特伍德的说法，现有的研究显示了睡眠呼吸暂停的遗传易感性，而面部结构是这种遗传易感性的一个重要组成部分，这使得研究人员寻求一种可获得的、负担得起的基于面部特征的筛查方法。伊斯特伍德认为，3D 面部摄影可能是一个廉价、广泛使用的睡眠呼吸暂停筛查工具。

伊斯特伍德认为："OSA 是一个巨大的公共健康问题，尽管有有效的治疗方法，但许多 OSA 患者目前还没有被诊断出来。""因此，需要简单、准确的筛查工具来预测那些患有 OSA 的人。"

用呼吸机坚持指数评价正压
呼吸机的长期通气依从性

众所周知，阻塞性睡眠呼吸暂停病人需要长期在家使用 PAP 呼吸机治疗，最大的挑战性是其 PAP 依从性，许多研究都表明，这类患者使用六个月的依从性不到 50%，说明近一半的病人在使用呼吸机六个月后，停止了 PAP 呼吸机的治疗，这其中的原因很复杂，既有病人方面的因素，也有面罩、仪器的类型、设置、服务人员等方面的因素。这个问题困扰了行业许多人，如今，一项新的发明或许能给这个问题的解决带来一些希望。

2022 年 5 月 2 日，美国《临床睡眠医学》杂志在线发表了 Patrick J. Hanly 博士的一篇文章，题目为《坚持指数：睡眠深度和夜间低通气预测正压呼吸机治疗重度阻塞性睡眠呼吸暂停的长期依从性》。

这项研究的目的是采用传统的多导睡眠仪评分和基于优势比积（ORP）的睡眠深度测量来预测 PAP 疗法 12 个月后的依从性。这样，可以早期发现、确定个别患者长期坚持 PAP 治疗的可能性。

研究采用的方法是，OSA 患者在睡眠中心进行分夜 PSG、动脉血气（ABG）和睡眠问卷调查。在诊断性 PSG 和 PAP 滴定过程中，对常规 PSG 评分和 ORP 进行多元线性回归分析，得出与 12 个月后使用 PAP 相关的"坚持指数"。

这项研究的结果是：OSA 患者（$n = 236$ 例，AHI 72.2 ± 34.1）处方采用了 PAP 治疗（82% 用 CPAP，18% 用 BPAP）。每

名患者在使用 PAP 12 个月后，对其依从性进行分类："从未使用""停止使用""依从性差"和"依从性好"。

研究发现，与 PAP 依从性最密切相关的多导睡眠检测的参数，是非快速眼动睡眠期间的 AHI 和 ORP，即 NREM 的 AHI 与 ORP 数值的大小；与 PAP 依从性密切相关的另外一个参数是夜间低氧血症大小，其依从性的关联仅限于那些接受 BPAP 治疗的患者。最后，作者提出了一个新参数"坚持指数"，它从 PSG 和 PAP 滴定的数值中推算而来，这个指数与 12 个月后的 PAP 坚持度密切相关。

作者的结论是，从 PSG 和压力滴定的结果推出的"坚持指数"，可以预测严重 OSA 患者是否能长期坚持 PAP 治疗，这将有助于对患者进行精确的治疗。

近几年科学家在不断探索精准治疗 OSA，使用 PAP 可实现精准治疗。许多科学家把 OSA 分成许多亚型，建议不同的亚型采取不同的治疗方法，推荐某些亚型最适合 PAP 治疗，意味着 PAP 的长期依从性会很好。而这篇文章恰好给出了具体衡量参数，无疑是又进了一步。期待科学家更进一步研究，给 OSA 患者带来更加精准的治疗。

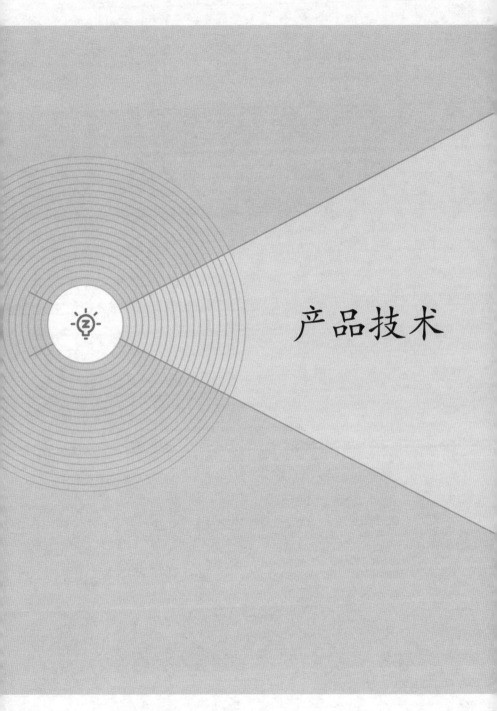

产品技术

新型口腔负压装置治疗睡眠呼吸暂停

早在 2013 年美国 APNICURE 公司就推出产品 WINX，口腔负压装置治疗阻塞性睡眠呼吸暂停。根据 2013 年发表的睡眠医学研究，86% 的 WINX 用户睡眠呼吸暂停症状有所改善，59% 的 WINX 用户睡眠呼吸暂停症状明显或非常明显得到改善。这种装置通过一个柔软而有弹性的吸嘴，含在嘴里，贴附在舌体部，提供一个真空吸附力，在睡眠时，防止舌头和软腭向后滑落阻塞气道，保持气道开放。产品的适应征包括：CPAP 不耐受或不接受的患者，尝试过口腔矫治器和/或手术没有成功的患者，适用于 OSA 轻中重度所有患者。但该产品自从推出以来，不温不火，原因有很多，包括其高昂的零售价（＄1595）和医保不报销，部分患者对治疗效果不满意（无法整夜佩戴或担心唾液一直流）等因素。

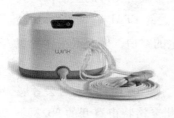 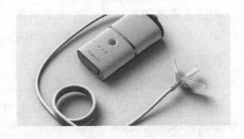

最近，来自中国台湾的一家公司 Somnics Health 公布了其新型口腔负压装置 iNAP，并在 2020 年 5 月获得 FDA 批准。Somnics Health 于 2011 年在中国台湾成立，并随后在美国建立了分部。iNAP 设计了一个柔软、灵活的口腔含嘴器，一端接着细长的管子，并连接到由电池供电的主机。设备小巧，携带方便，没有任何噪音。

该设备的原理是：睡眠使用时，吸附在舌体的含嘴器产生负压吸力，防止软组织后坠，使舌体稳定不塌陷，保持气道畅通。

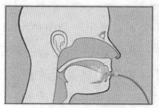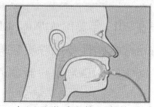

iNAP在口腔内产生负压　　负压吸附舌和软腭向前，保持气道通畅

公司的总经理劳兹拉尔在发布会上说："我们认为，对于大量尚未被正式诊断为阻塞性睡眠呼吸暂停综合征的人来说，这一需求尚未得到满足。这些人知道他们可能有睡眠呼吸障碍，他们可能听说过 CPAP 疗法或口腔器械，但他们完全拒绝这些最常见的睡眠呼吸暂停治疗，我们相信，当他们发现 iNAP 的舒适、方便和外形因素时，许多人会决定寻求诊断和治疗来解决他们的睡眠问题。让更多的患者得到诊断和治疗，过上更好的生活，是我们的主要愿望。此外，历史上规模最大的 CPAP 召回始于 2021 年，我们能够填补许多患者和临床医生的空白，他们正在寻找替代疗法，并很高兴尝试 iNAP。"

在 2021 年全美睡眠在线大会上，Somnics Health 向与会者展示了这款设备。该设备在北卡罗来纳州夏洛特市召开的 2022 全美睡眠大会上展出。

该公司的目标是提供一种高度跟踪服务的指导方案，使用户的依从率保持在 80% 以上。

劳兹拉尔在一份新闻稿中说，"iNAP 并不适合每个人；然而，对于大多数坚持治疗的患者来说，iNAP 可以改变他们的生活，因为它舒适、方便、简单，可获得床伴的认可。与任何新疗法一样，一些患者需要一定的时间来适应。通过我们专门的指导，我们的目标是让大多数患者在夜间完全依从，同时保持治疗医生的知情。"

该负压疗法已在全球获得 155 项专利，并在超过 35 种同行评审期刊上发表。

"颠覆睡眠医学行业的时机已经成熟，"劳兹拉尔说，"我亲身经历过阻塞性睡眠呼吸暂停综合征患者的经历。iNAP 将为睡眠医生和 OSA 患者提供一种全新的、首选的替代疗法，这种疗法简单、舒适、有效。"

Somnics Health 还在其他国家及其城市提供 iNAP 服务，包括澳大利亚、德国、希腊、新西兰、新加坡、韩国、泰国、土耳其、英国以及中国的香港和台湾。

期待这个新型口腔负压装置能克服之前产品的缺点，疗效肯定，耐受度好，价格便宜，造福于广大的 OSA 患者。

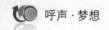

FDA 批准首个白天使用的睡眠呼吸暂停治疗设备

近几年，从事睡眠研究的科学家都在积极探索治疗打鼾和阻塞性睡眠呼吸暂停的新技术、新方法。神经肌肉刺激方法已被证明是可靠、有效的治疗方式。2018 年美国食品和药物管理局批准了全球第一个植入式神经刺激器——INSPIRE，用于治疗中重度 OSA，至今已经用于几千病例，效果肯定。但是该技术价格昂贵，需要植入，至今还在不断完善中。

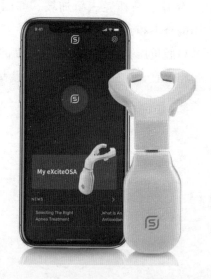

2021 年 2 月 5 日，FDA 批准了一种新的体外使用设备上市，这款产品是由美国 Signifier 医疗技术有限责任公司生产的。该设备治疗打鼾和轻度 OSA。与之前所有的设备不同，这是第一个在清醒时使用的设备，旨在改善舌肌功能，帮助防止在睡眠时舌塌陷引起气道阻塞。

"如果不及时治疗，OSA 不仅会影响睡眠质量，还会造成其他严重的健康问题。今天的授权为成千上万的打鼾或轻度 OSA 的患者提供了一种新的选择。"FDA 设备办公室主任 Malvina 医学博士在一份新闻稿中说。

FDA 定义轻度 OSA 为呼吸暂停低通气指数大于 5 分但小于 15 分。该设备名为 eXciteOSA，是一种可插入/取出的舌肌锻炼设备，其向舌部提供神经肌肉刺激，以减轻 18 岁以上患者的打鼾和治疗轻度睡眠呼吸暂停。

eXciteOSA 装置的工作原理是通过插入附着舌部周围的口器给与肌肉电刺激。该 eXciteOSA 口器有 4 个电极，2 个位于舌体上部，2 个位于舌体下部。该设备提供一系列电脉冲，间歇一定时间后再进行刺激。清醒状态下每天使用 1 次，每次 20 分钟，持续 6 周，之后每周使用 1 次。

FDA 评估了 115 名打鼾患者使用该设备的安全性和有效性，其中包括 48 名打鼾和轻度睡眠呼吸暂停患者。所有患者使用该设备 20 分钟，每天 1 次，持续 6 周，然后停止使用 2 周，然后重新评估。治疗前，115 名患者中有 87 人的鼾声超过 40 分贝；治疗后，他们打鼾的时间减少了 20% 以上。在 48 名打鼾和轻度 OSA 患者中，41 人的呼吸暂停低通气指数（AHI）平均下降 48%，从 10.21 降至 5.27。使用该设备最常见的不良事件有：唾液分泌过多、舌头或牙齿不适、舌头刺痛、补牙敏感、金属味、呕吐和下巴紧绷。

在使用该设备之前，患者应该接受全面的牙科检查。eXcit-eOSA 设备禁止用于如下人员：植入心脏起搏器或心脏起搏导线（电极）的患者；有临时或永久种植体、牙套、口腔内金属假体/修复体/器具或口腔内珠宝的患者；孕妇或可能怀孕的患者；口腔内或周围有溃疡的患者；eXciteOSA 设备不适用于 AHI ≥ 15 的患者。

由此可见，无论对于轻中度、重度 OSA，神经肌肉刺激技术都起着重要的治疗作用。通过体内、体外设备技术的不断升级，相信不久的将来，会有更好的产品面世，给广大患者带来福音。

人工智能助力远程鼻面罩佩戴选择系统

新冠疫情加速了远程睡眠医学的发展。远程面罩佩戴选择系统成为当今世界面罩生产巨头的开发热点。2020 年以来，世界主要鼻面罩厂家都先后推出了自己的远程面罩佩戴系统。厂家推出的系统无疑都是为其生产的产品配套的，而客户的需求是全面的，涵盖了各个厂家不同类型面罩的佩戴选择系统。最近，加拿大温哥华一家人工智能（AI）公司推出了一款应用手机 APP 的远程面罩佩戴选择平台——MaskFit AR，该平台采用人工智能方法，通过智能手机相机，扫描使用者口鼻周围的面部结构，帮助 CPAP/BI-LEVEL 使用者选择其合适的鼻罩或口鼻罩。

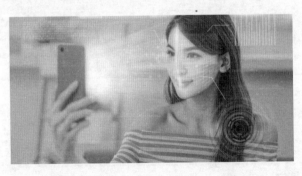

其使用的鼻面罩数据库整合了神经网络系统，该系统可输入面部不同角度的数据（含面部立体数据）、临床数据和使用者满意度计分等。MaskFit AR 可以从任何智能手机下载，无需其他任何硬件即可使用。IOS 和安卓系统都适用，使用者打开 APP，在手机 iPhone X 和 iPad Pro 的 "TrueDepth" 中可立即使用其 3D 的捕捉技术，在安卓系统和旧的苹果手机上可使用正确的 2D 扫描技术。为了保护隐私，该软件不允许传输记录或处理任何图像或照片。MaskFit AR 适用于睡眠实验室、线上及线下呼吸机经销商以及其他相关机构，可以帮助服务商提高效率，降低面罩使用的失败率，提高呼吸机使用的顺应性。特别在新冠疫情期间，患者无需亲自到场，通过网络平台，服务商可以安全高效地为患者量体裁衣，选择一款适合自己的鼻/口面罩。该医疗技术公司与美国梅奥诊所合作，继续完善 MaskFit AR 平台技术，自其 2013 年正式上线以来，已经为全球许多国家的客户提供服务，包括美国、加拿大、秘鲁、英国、南美和亚洲的一些国家或地区。毫无疑问，随着智能手机技术的发展和 AI 技术的升级，MaskFit AR 平台的功能将越来越完善，服务越来越多的人。

睡眠医学需要人工智能*

一、摘要

睡眠医学正处于非常好的发展阶段，得益于技术进步，利用大数据创建人工智能计算机程序。在睡眠中心，一个最初显而易见的应用是在多导睡眠仪中对睡眠和相关事件的辅助（或增强）评分。这些应用展示人工智能整合到睡眠医学实践中的潜在机会。此外，在睡眠领域，尽管最明显和直接应用人工智能是辅助得分，但我们提出，未来 AI 在临床的应用将超越睡眠实验室，深化我们对睡眠障碍的理解，改善以患者为中心的睡眠护理，增强日常临床操作。

二、介绍

美国睡眠医学会是致力于促进睡眠健康的专业协会。其使命是"推进睡眠护理，增强睡眠健康，改善生活"；美国睡眠医学会努力推进睡眠健康政策，改善患者和公众的健康状况。

在计算机技术进步的背景下，有着前所未有的更精确的大量医疗数据，为更有效地护理患者提供了潜力。人工智能是指计算机系统执行过去只能由人类执行任务的能力。机器学习（ML，是人工智能的子集）算法利用经验和数据来调整参数，提高不同任务（如分类）的性能，而无需直接编程。因为 ML 程序已经控

---

* 本文摘自：戈尔茨坦 CA，贝里 RB，肯特 DT. 临床睡眠医学杂志，2020；16（4）：605 – 607.

制了 AI，所以这两个术语可以经常互换使用。

多导睡眠仪作为睡眠医学客观测试的基石，由睡眠专家分析打分，已经存储和收集了大量有意义的生理数据。AI 方法则提供了自动和增强分析睡眠及相关事件评分的能力，同时从 PSG 数据中获取额外的信息。如使用得当，人工智能可以简化临床操作，提供更高精确度的睡眠障碍评估和治疗方法，从而改善睡眠障碍患者的预后。

三、立场

AASM 的立场表明从多导睡眠仪中获得的电生理数据最适合人工智能分析；对睡眠和相关事件进行人工智能评分的应用可以提高睡眠实验室效率，并产生更好的临床洞见，集成人工智能的目的是增强专家对睡眠数据的分析能力，而不是取代。有必要为睡眠机构提供后勤、安全、伦理和法律方面的指导，以实现人工智能的临床实施。

四、讨论

直到最近，基于规则程序的睡眠分期相关事件的辅助评分都依赖于手工进行，很容易受到人为错误和偏见的影响。检测样本数量少，计算能力有限阻碍了其在常规临床实践中的推广和应用。而当今 AI 的能力，使得增强和辅助 PSG 评分成为现实。

对 PSG 进行 AI 分析，可以减少技术人员手工评分时间，加速诊断和治疗睡眠障碍患者，额外展示出 PSG 更大的价值；然而，将 ML 纳入临床实践应谨慎进行。毫无疑问，将人工智能纳入睡眠实验室将带来后勤保障方面的挑战，例如，需要增加计算机支持，培训机制，帮助睡眠医学提供者和卫生系统部门将软件集成到当前的护理路径中。数据存储方法必须遵守严格安全措施，符合健康保险便携性和责任法（HIPAA）。要制定良好的方法管理这些数据存储库的访问，以保护患者的隐私。

机器学习在应用层面也会出现伦理和法律的困境。由于 ML 程序从现有的数据中学习，现存的不平等卫生保健政策，如在评估睡眠呼吸障碍方面性别的差异，可能会被放大。无论如何，是临床医生而不是计算机软件对患者的诊断负责，因此，人工智能工具应该是增强，而不是取代睡眠医学提供者的临床判断。

人工智能在医学领域的快速发展对监管和实施提出了重要挑战，整合人工智能到医疗保健的最佳实践是与技术一起迅速发展。睡眠中心选择使用人工智能工具，需要考虑以下事项：

1. 透明和公开

制造商应明确描述用于评估患者的任何人工智能项目的预期人群和目标。应该清楚地披露以下用于开发的 AI 程序数据集的元素：

（1）数据集中人群的人口统计学信息，疾病特征，以及这些信息如何限制某些患者群体的通用性；

（2）指定识别和处理伪迹的任何技术；

（3）数字采集和分析的采样率和过滤器；

（4）数据字典，其中包括所有使用和生成的注释，以及用于描述人口的术语。

2. 对新数据的测试

临床使用的 AI 程序应该在适当大小、独立的、标准化的测试集上进行性能测试，这些测试集不用于算法开发。测试数据集应代表患者群体和软件程序所针对的条件。例如，用于检测儿童阻塞性睡眠呼吸暂停的 AI 工具不应在成人数据集上进行测试。测试数据也必须足够多样化，以适用于异质临床人群。人工智能程序必须证明其性能可与专家评分相媲美。从测试中获得的性能指标必须公开。

3. **实验室集成**

与睡眠实验室中采用任何新技术的程序一样，制造商应该帮助睡眠中心评估基于人工智能软件的性能，确定实验室在现实环境中特定的用途。根据目前的临床实践，在自动算法的评分之后，需要医生再进行审查，如果需要修改，睡眠技术人员需要人工对局部或全部PSG记录重新打分，从而提供准确诊断和最佳治疗方案。

五、未来方向

人工智能在临床睡眠医学未来的应用有望超越PSG评分。目前，PSG对个人健康的了解仍然相对有限，因为几个小时的生理信号被简化总结为指标和参数，而这些指标参数，有时与睡眠障碍患者有意义的临床结果没有联系。已经发展起来的ML技术，似乎可以帮助人们准确地鉴定发作性睡病。更深入、全面的PSG分析，结合临床情况、基因组行为以及其他形式的数据，可能有助于诊断和分类，确定疾病的亚型和表型，最终开发精确治疗方法，预防并发症，改善患者的治疗效果。

除了可能从PSG来诊断发作性睡病，越来越多临床应用研究包含：基于识别特定OSA表型，预测心血管风险准确性的提高；描述OSA潜在的病理生理机制，指导患者选择治疗；使用脑电图特征来预测自发性RBD转换为神经退行性疾病的可能性。

此外，人工智能在睡眠领域的独特应用，是提取患者生成的数据，并实时进行干预。例如，OSA的治疗结果被动获得，气道正压设备中存储大量数据。而人工智能可以结合无处不在的其他移动设备，及时识别出PAP依从性和面罩佩戴好坏，触发自我干预管理，从而使患者能够提高依从性。此外，由于PAP使用者经常伴有慢性疾病（如心脏病）；分析目前未充分利用的、持续收集的呼吸信号的变化特征，可能揭示即将发生心力衰竭，或其他疾病状态恶化状况，从而触发医务人员的干预，防止临床失代偿。同样，人工智能通过已经验证的可穿戴设备（配有三轴加速器），或其他消费者睡眠技术设备获得的睡眠模式评估，可以实时识别行为的改变，或识别即将发生的健康事件。然而，在使用患者生成数据的方式之前，必须验证设备和算法输出的准确性和可靠性。

六、结论

人工智能非常适合分析 PSG 过程中获取的大量生理信号，初步应用基于算法的睡眠和相关事件的评分，有望提高睡眠实验室的效率，改善患者护理。此外，临床医生通过人工智能，从 PSG 中获取比常规汇总指标更深刻的分析结果，最终改善疾病的亚型和表型，提供基于患者个体特征的个性化治疗方案。然而，也有缺陷存在，在临床睡眠实验室实施人工智能时，要考虑后勤、安全、伦理和法律方面存在的问题，以支持高质量、以患者为中心的护理。

公开声明　这一立场声明是由 AASM 人工智能睡眠医学委员会为董事会制定的。本报告仅供教育及资讯用途之参考。

睡眠医学中的人工智能

从识别睡眠异常的类型，到快速统计、分析研究睡眠结构，人工智能可以为精准睡眠医学带来便利。

目前，睡眠研究已经记录了数十亿条生物波形数据，包括患者呼吸时胸部的起伏、梦中神经元之间的电脉冲以及睡眠周期中可以检测到的快速眼动。这些都是了解患者健康状况的一些线索，但是，仅仅用肉眼是不可能破译它们的含义，并检测出其所有潜在的模式。

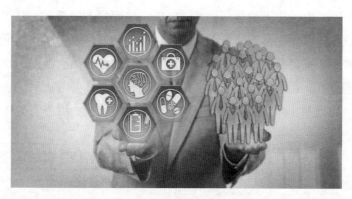

人工智能和机器学习可以从大量的数据采集中识别重要的信号特征，为健康提供有力的帮助。密歇根大学安娜堡睡眠障碍中心的凯西·戈尔茨坦博士说，在睡眠期间收集到的数据，由人工智能来分析，有助于预测未来疾病的产生，可以早于任何症状出现之前。理论上讲，一夜不安的睡眠可以预测未来是否患上痴呆症，夜间心率变异性可以预示肺炎的发生，这些信息可以帮助追踪传染病的爆发。

有证据表明，某些睡眠模式会导致其他疾病。一项研究发现，对先前未定义的阻塞性睡眠呼吸暂停症亚型的识别，可以预测心血管事件。研究人员预计，对多导睡眠仪信号中这些亚型及其他亚型进行识别，有助于更好地确定睡眠呼吸紊乱对未来其他疾病的影响。另一项研究发现，睡眠特征可以预测某些男性的全因死亡率。未来有一天，人工智能和机器学习可以用于采集大量人口数据，创建更精确的健康管理模型。

美国睡眠医学会睡眠医学人工智能委员会负责人戈尔茨坦说："人工智能在睡眠领域是非常有价值的，未来可能占据主导地位。"该委员会负责监测人工智能在睡眠医学方面的进展，并提供技术帮助。

据美国国家睡眠基金会（National sleep Foundation）统计，有 5000 万至 7000 万美国人受到睡眠障碍和间歇性睡眠问题的影响。在这些隐藏的统计数据中，医学研究人员认为，存在未被发现的睡眠障碍表型，如果这些表型被发现，将有助于更好地理解睡眠障碍的病理生理学，及早诊断，并加快治疗。

根据耶鲁大学医学院研究人员的一篇论文，机器学习是一种很有前途的表型策略，它可以整合多种类型的数据，包括基因组、分子、细胞和临床，来识别有意义的 OSA 表型。

戈尔茨坦说："人工智能可以看到的特征信号，是您无法用大量数据集进行常规统计分析出来的。"

机器学习和人工智能已经在医学其他领域占据了一席之地，包括斯坦福大学的放射学和病理学，那里的科学家们正在探索通过监测 Fitbit 和其他可穿戴设备数据，来检测 COVID - 19 感染的方法。"我的实验室希望利用这些数据，看看我们是否能尽早发现谁生病了，"斯坦福医学院遗传学教授兼主席迈克尔·斯奈德博士在一份声明中说。

在睡眠医学中，人工智能还可以改变临床医生应用实验室PSG 的方式，PSG 是睡眠诊断的基石。戈尔茨坦说，这些研究收集了丰富的数据集，但目前，睡眠技术人员通常以一种非常结构化、过于简单化的方式对 PSG 进行分析。"总的来说，我们看到了所有关于我们患者的非常有趣的心理信息，我们把这些信息简单化，使之成为指标和结论，比如您有没有睡眠呼吸暂停？"

目前，PSG 分析主要集中在呼吸暂停低通气指数（AHI）上，该指数用于诊断睡眠呼吸紊乱。耶鲁大学的研究认为，以 AHI 为中心的方法导致人们很难更好地理解这种疾病，及其遗传和生物学基础，以及在大型随机试验中使用持续气道正压（CPAP）现代治疗效果。

解决这些挑战的一个方法是将这种疾病分成更小、更相似的类别。根据耶鲁大学的研究，分类可以基于临床、病理生理、细胞或分子特征，有时被称为"表型"。

PSG 研究通常是由睡眠技术人员来评分，他们浏览数据，查看患者睡眠时 30 分钟窗口。这不仅耗时，而且常常带来人为偏差。

该领域的创新者正在研究睡眠数据处理的方法，有些人甚至希望可以改进目前定义睡眠障碍的指标。

总部位于威斯康星州麦迪逊市的创业公司 EnsoData，已经向全国数百家睡眠诊所进军，并提供该公司的人工智能软件 EnsoSLeep，进行人工智能评分，使临床医生可以在几分钟内获取PSG 和家庭睡眠测试结果。

EnsoData 首席执行官兼联合创始人克里斯·费尔南德斯说，这让睡眠技术人员有了更多的时间陪伴患者。

费尔南德斯说，这项技术将带来更实惠的医疗服务，并惠及更多患者，包括覆盖那些之前服务不到的人群。费尔南德斯说：

"为了取得好的结果，我们需要覆盖得更广，为了覆盖得更广，我们需要更实惠的医疗服务。"

该公司得到了 900 万美元的资金支持，EnsoSLeep 在 2017 年获得了美国食品和药物管理局的批准，可以对睡眠研究进行评分。

此外，人工智能还可能有助于减少诊断的延误，尤其对长期患有某种疾病的人来说，可能缩短他们确诊的时间。

另一项从人工智能应用中看到的改进，是用来确诊发作性睡病的多次睡眠潜伏期测试（MSLT），它目前在识别特发性和生理性嗜睡症方面没有那么有效。

戈尔茨坦说："机器学习可以帮助我们确定中枢神经系统嗜睡症的预测概率，否则在 MSLT 上就不会被发现。"她的团队正在多个项目中使用大约 60 万份原始患者数据，开发新的人工智能产品，帮助医学界收集关于睡眠人群健康的新见解。

戈尔茨坦说："人工智能可以让我们从睡眠研究中获得更有意义的信息，因为我们目前的指标，例如呼吸暂停低通气指数，并不能预测出患者重要的健康问题。""此外，人工智能有助于我们了解阻塞性睡眠呼吸暂停的机制，因此，我们可以在正确的时间，为患者选择正确的治疗方法，而不是一刀切或试错法。"

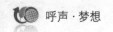

人工智能和机器学习将改变睡眠医学

现在，睡眠专家通常会仔细阅读多导睡眠仪记录，以及与眼动、呼吸、大脑活动等相关的数据，寻找睡眠障碍，如睡眠呼吸暂停或发作性睡病的指标。然而，机器学习可以革命性地接替诊断过程，识别护理中的差距，甚至在治疗开始前，预测 CPAP 依从性，从而彻底改变睡眠医学。

恺撒睡眠中心（Kaiser County Sleep Center）医学博士 Dennis Hwang 说："我认为（睡眠医学）是一个成熟的，颠覆性的领域，因为在这个领域，我们能够应用大数据和大数据工具，甚至机器学习和人工智能，会真正成为影响患者护理的主导力量。"

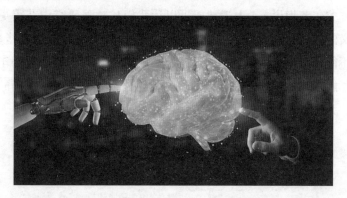

这就是为什么全球的睡眠技术公司都在积极开发新的项目，有朝一日，人工智能将成为睡眠诊所的支柱。冰岛的睡眠技术公司 Nox Medical 于 2015 年成立了一个名为 Nox Research 的分支机构，专注于开发人工智能工具，使睡眠研究评分自动化，并从睡眠研究数据中提取新的发现。自从这个项目开始以来，Nox 已经发布了一个人工智能驱动的自动睡眠识别程序，作为该公司睡眠分析软件 Noxturnal 的一部分。

"我们认为，这是一个在不增加工作量的情况下，睡眠技术人员和医生提高诊断精度或为更多患者提供服务的机会。"Nox 研究联合主任说。

Nox 的研究人员也在探索应用人工智能工具来检测睡眠觉醒。他们介绍说："识别觉醒对于睡眠障碍的诊断很重要，手工评分耗时耗力；但应用人工智能时，有一个非常困难的项目是检测罕见事件，这些事件要么没有很好地定义，要么人们的评分的标准不太一致，要么标签在事件发生的时间段没有完全重叠。而识别觉醒就是人工智能识别困难的例子，觉醒只是脑电图信号中的很小部分，更复杂的是，当觉醒被评分时，通常并不关心它们的确切时间——手动评分事件的时间可能与事件的实际时间相差数秒。在这种情况下，人工智能工具很难了解什么是觉醒，而且很难衡量人工智能工具的性能。更糟糕的是，觉醒可以在任何时候发生，并且可以持续不同的时间。这比对每 30 秒的记录进行分类要困难得多。"

Nox 研究人员在自动评分方面取得了进展，他们最新版本的觉醒记分器的结果已发表在《睡眠》杂志（2019，42（sup 1）：A129－130）上。

另一家医疗科技公司 Somnoware 研发了一个云平台，该平台使用机器学习来帮助医生预估 90 天 CPAP 治疗的顺应性。该软件的工作原理是从电子病历、患者问卷和实验室访问中挖掘患者数据。一份报告称，这些数据包括人口统计学信息和合并症，这些都有助于建立一个机器学习模型，预测患者在接受 CPAP 治疗之前的短期和长期的依从性。

随着更多的数据进入程序，模型会自动更新预测。这样，临床医生就可以跟踪依从性的趋势，并确定某些干预措施对患者的影响。

Somnoware 首席数据科学家兼营销副总裁 Raj Misra 博士说："我们的目标是尽早为医生提供有价值的信息，用于积极的患者护理管理。"

人工智能也可以改变诊断过程。例如，斯坦福大学睡眠科学和医学中心的研究人员开发了一个人工智能系统，可分析睡眠阶段以诊断发作性睡病。人工智能可以使用数据集，比人工更准确地确定异常睡眠分期。斯坦福大学睡眠科学和医学中心主任、睡眠专家 Emmanuel Mignot 博士说："现在睡眠分期是由技术人员来完成的，很明显，没有理由不用计算机来完成"。

斯坦福大学的研究人员首先让六名技术人员分析和评分睡眠数据，以寻找睡眠分期的变化，这些变化可能预示着发作性睡病。研究人员训练一个人工智能模型来"学习"特定的数据趋势，他们对比了 3000 份睡眠研究记录，分别采用人工和人工智能方法进行比分，结果表明，人工智能系统比人工更准确地进行睡眠分析。

"睡眠研究相当复杂，有点主观，所以人工智能是非常理想的，" Emmanuel Mignot 说。

人工智能驱动的睡眠测试自动读取软件是一种工具，某一天可能成为睡眠诊所节省时间和资源的常用方法。威斯康星州麦迪逊市的科技公司 EnsoData 已经朝着这个方向发展，创造了一个软件 EnsoSleep，它结合了美国睡眠医学会的评分建议和分析睡眠数据的算法；该公司表示，这可以帮助诊断睡眠障碍，如睡眠呼吸暂停。EnsoData 联合创始人兼首席执行官克里斯·费尔南德斯（Chris Fernandez）强调：

"我们在 EnosData 的任务是，通过强大的人工智能软件使这些繁重的人工数据任务自动化，直接为患者护理，并培养有意义的患者关系，从而节约更多的时间，这是大多数临床医生认为最令人满意的实践部分。"他认为："随着患者人数的增长快于我们临床工作人员的规模，人工智能将赋予临床医生为更多患者提供护理能力。"

Morpheo 是一个位于法国巴黎的项目，旨在用于睡眠障碍的自动预测和诊断的机器学习模型。埃科尔理工学院机器学习博士后研究员马可布里格姆博士解释说："我们的想法是开发算法，帮助医生进行临床睡眠工作。"

马可布里格姆说："我们正在致力于人工智能方面的项目，以协助临床医生。"人工智能仍有很大的潜力影响患者护理。

在加州 Kaiser Permanente，睡眠研究人员一直在讨论人工智能机器人的概念，这不是人们想象中的机器人，而是一款可下载的智能手机应用程序。

人工智能机器人可帮助解决睡眠呼吸暂停护理问题。如果患者正努力适应 CPAP 的治疗，他们可能会在咨询医生之前先与 AI 机器人聊天。然后，人工智能机器人就可以检查患者，询问他们的情况，并询问他们的睡眠质量或白天的困倦程度。它将利用真正的智能来提供一个互动的过程。

研究人员说："我们的愿景之一是开发一个能够以智能方式，频繁与患者互动的人工智能机器人。它会询问患者的表现，他们的感受，并能够提供一些机制来改善护理的一些认知行为。有一些问题完全可以由人工智能机器人来解决。"

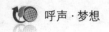

CPAP 互联网护理技术

在中国，每天晚上至少有数千万人因患有睡眠障碍而无法获得良好的睡眠，在苦苦挣扎着。其中常见的睡眠障碍类型是阻塞性睡眠呼吸暂停。在过去的 20 年里，随着肥胖、心脑血管疾病的发病率上升，我国成年人患有 OSA 的数量明显增加。世界权威杂志《柳叶刀》估计，我国患有中重度 OSA 人群有近 6500 万，美国有 2500 万。

虽然 OSA 患病率很高，但我国的诊治率非常低，诊断率不到 5%，治疗率不到 1%，由此导致了严重的健康问题，包括高血压、慢性心力衰竭、脑卒中甚至死亡。因此诊疗 OSA 变得异常重要。PAP 呼吸机是目前治疗 OSA 的首选方法，但是在治疗中遇到一个大的问题，就是 PAP 的依从性不高，很多患者不能坚持使用，他们觉得佩戴 PAP 设备很难入睡，感觉佩戴的鼻面罩有压力、佩戴不舒适、不密闭等，导致他们放弃治疗，这样的消极治疗带来了严重的健康问题。

幸运的是，新技术的进步使得 CPAP 治疗更加舒适、个性化和经济有效。通过为每个患者提供个性化的服务，这些新的技术可以帮助生产商、服务商提供更好的体验和服务，增加患者的依从性，改善患者体验；同时通过节约材料、能源和工作时间，降低人均医疗保健成本。如今，许多供应商从最初介入诊断、买卖设备，到整个疾病治疗的过程都应用这些解决方案帮助 OSA 患者。

一、治疗开始

一旦患者被诊断为阻塞性睡眠呼吸暂停，个性化的 CPAP 解决方案在患者坚持治疗方面发挥着重要作用。选择一个合适、舒适的鼻（口鼻）罩是一个非常重要的因素，它强烈影响一个人的体验感受，决定是否接受和坚持长期治疗。多年来，面罩的设计、材料和构造技术不断提高，有效改善了其功效和舒适度。

3D 扫描是开发以患者为中心定制 CPAP 鼻（口鼻）罩的最新技术。这一新的解决方案提供了精确个性化的鼻（口鼻）罩佩戴体验，为供应商提供数据驱动及指导，帮助他们为患者选择正确的鼻（口鼻）罩。供应商和医生有时会发现，他们在为患者选择满足特定需求的最佳睡眠鼻（口鼻）罩时，需要反复试验。但有了 3D 扫描，医护人员可以相信，他们推荐的鼻（口鼻）罩是满足患者需求的最佳选择。通过改善患者鼻（口鼻）罩的体验和满意度，家用呼吸机服务商可以指导患者走上坚持长期治疗的正确道路。

二、提高依从性

技术不仅能在 CPAP 治疗的初期阶段帮助患者，而且在整个治疗过程中都有作用。以患者为中心的技术来支持供应商在诊断时为患者设置个性化护理，互联网护理技术可以帮助患者适应并坚持长期治疗。越来越多的家庭服务商采用无缝连接技术远程监控、调整和激励，进一步提高了患者 CPAP 的长期依从性。

在互联网医疗之前，家庭服务商无法知晓患者对治疗的反应，他们是否按规定进行了治疗，或者他们的环境是否发生了变化。这种信息的缺乏使服务商受到了阻碍，效率降低，并导致患者一次又一次地往返医院。互联网医疗解决方案的出现改变了这种情况，因为它允许提供者在医生办公室或医院之外监测患者的状况，并了解他们是否在家中坚持使用 CPAP 治疗。

如今，远程患者管理解决方案允许供应商、医生和付款人通过统一的平台查询患者数据，从而更容易做出快速准确的临床决定，以实现更加个性化的患者护理服务。这使得服务提供者能够立即关注有需要的患者，及早排除问题，帮助其提高 CPAP 治疗的依从性，降低患者再次入院的风险。但坦诚地讲，在中国，这样的系统还远远不完善，期待有更多的进步。

因此，家庭服务商通过及时监测患者 CPAP 治疗情况，了解并识别哪些患者从干预中受益。这样的理念把家庭服务商的工作重点从销售转到服务中，受益双方，同时尽量减少对依从患者的打扰，确保最佳的患者体验和护理。

互联网护理技术不仅允许临床医生有效的查询和监测，还提供患者参与管理、调整治疗等，这可以激励患者在自己舒适的家中坚持他们的 CPAP 治疗方案。有了这些技术，患者可以跟踪自己的数据，或设置提醒服务来采取行动，甚至从医生那里收到激励信息。这有助于他们保持信心，并从 CPAP 治疗方案中获益。

三、科技的发展

家庭护理行业逐渐注重改善患者依从性的有效护理模式，供应商也意识到，技术是解决许多行业挑战的重要组成部分。随着以患者为中心的护理技术的采用，提供者现在有能力为睡眠呼吸暂停患者提供更有效的 CPAP 治疗管理方法，从他们被诊断的那一刻起，并贯穿整个治疗过程。随着 CPAP 技术的不断进步，该行业必须确保互联网护理和个性化医疗的整合，为患者提供最好的解决方案，实现最好的结果。

美国心脏协会历史上第一次颁布的声明

有关心血管病与打鼾、睡眠呼吸暂停之间的关系已经发表了众多文章，中华医学会呼吸分会早在 2009 年发布了《心血管病与阻塞性睡眠呼吸暂停的专家共识》，但是坦诚地讲，过去都是呼吸科、耳鼻喉科、神经科的相关专家强调这些问题，无论在美国还是中国，绝大多数心血管医生还是不够重视这其中的关系，即使遇到许多难治性高血压的诊疗，夜间低氧引起的心率失常等问题时，仍忽视睡眠呼吸暂停的因素。

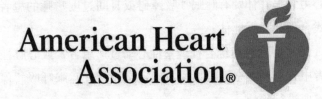

2021 年 6 月，世界权威协会——美国心脏协会（AHA）在这个领域首次发表了关于《阻塞性睡眠呼吸暂停与心血管疾病之间关系》的声明。这份声明汇总了最新的研究进展，提出未来在心血管领域研究的发展方向。虽然声明发布时间晚了一点，但还是有重大的意义，其意义不仅仅在于呼吁全球心血管医生高度重视这个问题，更重要的是让社会，让公众要了解，知晓这些问题，意识到心血管疾病和睡眠呼吸暂停之间有着重要的密切关系。以下是这份声明的十大要点：

（1）阻塞性睡眠呼吸暂停的特点是反复发作的上气道完全和

部分阻塞，导致间歇性低氧血症、自主神经波动和睡眠碎片化。

（2）大约34%的中年男性，17%的中年女性符合阻塞性睡眠呼吸暂停的诊断标准。睡眠呼吸障碍在中老年人群中非常普遍，且诊断不足，发病率因种族/民族、性别和肥胖状况而异。

（3）在高血压、心力衰竭、冠状动脉疾病、肺动脉高压、房颤、脑卒中患者中，OSA患病率高达40%～80%。

（4）虽然OSA在心脏病患者中患病率较高，且心脏病患者非常容易因OSA导致病理生理改变，但在心血管病的临床实践中，OSA远远没有得到充分的认识和治疗。

（5）建议对顽固性/控制不良的高血压、肺动脉高压和消融后复发的房颤患者进行OSA筛查。因为患有顽固性高血压的患者近80%患有阻塞性睡眠呼吸暂停。同时，对于心脏评级Ⅱ～Ⅳ级心力衰竭并怀疑有睡眠呼吸障碍或日间过度嗜睡的患者，进行正式合理的睡眠评估。

（6）心动过速综合征或室性心动过速患者，或心脏性猝死幸存者中，需要经全面睡眠评估确定是否存在睡眠呼吸暂停，如有则需要进行治疗。

（7）脑卒中后OSA的发生率为71%，在急性、亚急性和慢性时间点上都有类似的发现。OSA不仅是脑卒中事件的独立风险因素，也是脑卒中复发、死亡以及功能和认知结果的独立风险因素。

（8）夜间发生心绞痛、心肌梗死、心律失常或植入心脏除颤器仍然发作的患者容易出现睡眠呼吸暂停。

（9）所有OSA患者都应该考虑治疗，包括行为矫正和减肥。对于严重OSA患者应给予持续气道正压通气治疗，而对于轻度至中度的OSA或CPAP不耐受的患者可考虑使用口腔矫治器。此外，还应进行随访性睡眠监测，以评估治疗的有效性。

（10）未来的研究，需要利用人工智能和机器学习来处理和识别 OSA 患者，开发适合心血管病筛查、诊断的设备和技术，并研究开发个性化的治疗方案。

综上所述，如果您是心血管医生，必须深刻意识到睡眠呼吸暂停几乎与所有心血管病有关联，必须排除和诊疗这个疾病；如果您是患者，患有心脏病，怀疑有睡眠呼吸暂停，必须马上就诊相关科室，进行相关诊疗。请记住，阻塞性睡眠呼吸暂停综合征确实增加了心血管事件导致的死亡风险，但其治疗方法有很多选择，必须尊重医生的建议。心血管临床医学目前在实践领域中、在诊疗方法和对疾病的全面认识上，对睡眠呼吸暂停综合征与心血管疾病之间的关系被广泛忽视，希望能够引起全社会的广泛重视。从现在开始，任重而道远！

人工智能帮助分析数量巨大的多导睡眠仪数据

多导睡眠仪可以获取大量的数据，包括脑电、肌电、眼电、氧饱和度、肢体运动、心率，等等。目前临床上，我们仅仅利用了很小部分数据来帮助诊断分析患者。要想深刻理解这些数据背后的逻辑，需要大量的时间和精力来做分析。

人工智能的进步可能会改变睡眠医学中的这些问题。睡眠研究人员和医疗设备公司一直在使用机器学习来提高评分的科学性和准确性，并努力预测患者的预后。

什么是机器学习？就是说，采用数据输入一个模型，然后通过模型得出对数据的分析和预估。

1. 人工智能让数据分析高效快捷

目前多导睡眠的研究结果只代表了"丰富数据的百万分之一"。人工智能可能提供更全面的睡眠分析。

来自斯坦福大学睡眠医学教授、医学博士 Emmanuel Mignot 说，人工智能在睡眠医学应用中有巨大的潜力，尤其是当你有大量特定格式的数据集时，人工智能是最强大的。有了这些数据，研究人员正在利用机器学习对睡眠进行评估、分析研究，比如睡眠分期、觉醒、周期性肢体运动等，以及评分。目前的关键问题是"如何将重复的事情自动化"。

研究人员目前发现，机器学习在睡眠研究评估中的高效性与人工的评分一样，甚至更好，更节省时间。同时能够更快更有效地对数据进行分类，从而使临床医生能够从事其他工作。随着睡眠研究需求的不断增长，现有的睡眠技术人员可能无法满足，而人工智能可以帮助技术人员更有效、更好地完成这项工作。

更重要的是，我们要明白机器学习不能完全取代人类，医生和科学家的介入可以使其更好地工作。

2. 人工智能对巨大的隐藏数据进行分析

机器学习的潜力远远超过现阶段我们对于睡眠分期和觉醒的评分。目前的睡眠报告只代表了"大量数据的百万分之一"。然而通过使用机器学习可以分析的数据非常多，比如 k - 综合波、睡眠深度和心率变化。

现实中，我们更关注睡眠呼吸暂停引起的白天症状和并发症的预测，例如，如何确定患者的疲劳程度和心脏骤停或脑卒中的风险，人工智能可能开启新的研究方向，提出更深的理论。

事实上，脑电图，而不是心肺数据，是多导睡眠监测最重要的部分。专家提出，机器学习和判断睡眠呼吸暂停表型或许可以仅仅通过脑电图就可完成，其灵敏度和特异度相当高。在未来 5 到 10 年内，可能仅通过脑电图就可以诊断睡眠呼吸暂停。

澳大利亚弗林德斯大学的科学家使用人工智能分析脑电图数据。这些研究人员关注的是 k - 综合波，它在睡眠中大约每两分钟出现一次，如果采用人工评分，工作量巨大。研究人员认为："如果缺乏 k - 综合波，会引起许多临床问题，如阿尔茨海默病和失眠，这表明 k - 综合波是正常睡眠和健康的重要组成部分。虽然 k - 综合波的意义和作用尚不清楚，但其中一个主要的理论是，它们反映了低水平的决策处理过程，即在睡眠期间对感官输入做出反应，是清醒还是睡眠。"

该研究详细介绍了一种为 k - 综合波自动打分的深度学习算法。他们希望这个算法将有助于加快神秘的 k - 综合波与相关健康结果的关系。

人工智能还可以协助摆脱睡眠呼吸暂停目前一刀切的治疗模

式。通过人工智能，可以更好地评估治疗方法，提高患者的顺应性。专家表示，人工智能可能最终会带来"一种个性化或精准睡眠障碍治疗的方式"。

此外，机器学习分析多导睡眠数据和其他生命信息的潜力是巨大的，除了常规监测数据，患者的体重、血压、服用的药物，都可以纳入分析系统，从而更好地全面分析睡眠障碍。

3. 人工智能还需要验证、建立信心和推广使用

尽管人工智能在改善睡眠评分、患者预后等方面很有前景，但目前在睡眠实验室的具体应用还很缓慢。教育是关键。专家表示，开发者需要验证性的研究，即要证明人工智能分析评分的睡眠研究诊断出的睡眠障碍会带来更好的结果。

获得官方的批准是关键，比如获得 FDA 和 AASM 的专家认可，在我国，获得 SFDA 的认可是技术推广的关键。

AASM 在 2020 年发布了更新版的人工智能在睡眠医学应用的立场声明，首席作者 Cathy Goldstein 博士表示：我们目前使用评估睡眠呼吸暂停的指标——呼吸暂停低通气指数，其实是不能预测患者的健康和生活质量的，而人工智能可以让我们获得有意义的信息；此外，人工智能也能帮助我们理解阻塞性睡眠呼吸暂停的潜在机制，这样我们就可以在正确的时间为患者选择正确的治疗方法，而不是一刀切。

立场声明建议制造商应该披露任何人工智能工具评估的目标人群，用于独立临床数据的试验程序，以及基于人工智能软件分析工作的睡眠中心名单。

专家认为目前推广应用最好的方法，是将人工智能的软件集成到硬件制造商的设备中来实现。

众所周知，一些诊所已经开始整合人工智能。比如 EnsoData 的睡眠研究自动评分软件系统，目前被全美 400 家诊所使用。这

套软件系统可以为客户提供人力启动睡眠导航程序，节省时间，为增加患者互动创造了机会，提高护理患者的水平，改善与医生的网络关系，提供高质量的分析报告。

4. 人工智能有助于推动家庭睡眠监测

毫无疑问，人工智能将极大地影响家庭睡眠研究，因为人们在新环境中往往睡得不好，只有在家庭中做睡眠研究才是根本。

之前，由于测量设备往往是侵入性的，需要服务人员协助佩戴，患者很难单独使用，因此在家进行睡眠研究有局限性。此外，由于大多数家庭睡眠检测不包括脑电信号，因此极大影响了家庭中的睡眠研究质量。

好的消息是，有公司已经开发出了可以在家使用的便携设备。例如，美国大脑公司开发了 Prodigy Sleep System 睡眠系统，正在等待 FDA 的批准，它可以测量脑电图、眼球运动、肌肉运动、呼吸通道等，这就像"把睡眠实验室带到了家里"；中国深圳云睿推出了额贴脑电睡眠监测系统，也可以在家庭中使用。毫无疑问，随着技术的进步，诊断方法更加简单、便捷，成本也更低。这为未来在家庭中广泛使用睡眠监测奠定了基础。当然，这些便携的硬件必须配备人工智能分析系统的软件，比如美国大脑公司开发了一种算法——比值积比（ORP），它可以根据不同脑电图频率的能量关系，自动计算睡眠深度并将 ORP 整合到其 Michele Sleep Scoring 平台中，提供了一个介于 0（深度睡眠）到 2.5（完全清醒）之间的数字来量化睡眠深度，并添加一个超越 AHI 的自动评分元素。

最后，我想说的是，人工智能在睡眠医学中的应用价值是巨大的，甚至是无法预测的，无论是对患有睡眠障碍的患者还是健康的普通大众。睡眠监测数据的人工智能计算帮助人们对健康、对疾病都会有更加深入的了解，必将在健康、社会乃至军事等领域发挥重要作用！

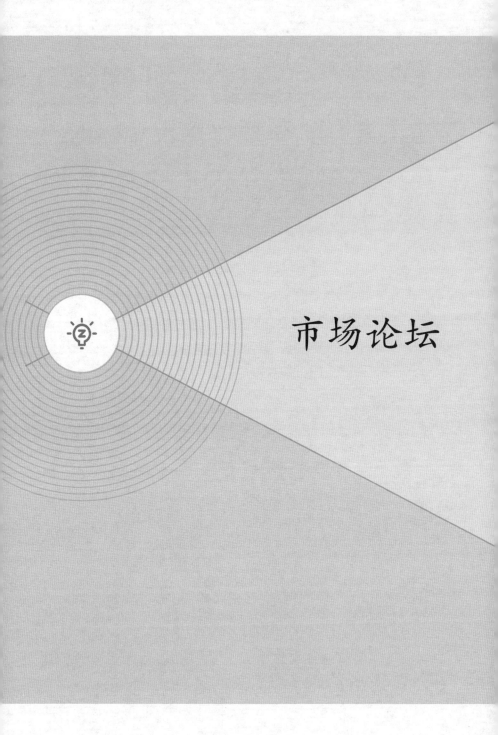

市场论坛

2020 年中国家用呼吸治疗行业十大事件

一、由于 COVID - 19，国内疫情和海外疫情带来家用呼吸治疗产品订单量暴增

在这次史无前例的新冠疫情期间，国产五升制氧机、双水平正压呼吸机需求量激增。国产所有制氧机、正压呼吸机厂家都得到了大量的订单，海外疫情的订单远远超过国内。据不完全统计，截至 2020 年 12 月，国内湖北省的双水平正压呼吸机订单量超过 1.5 万台，制氧机超过 0.8 万台；海外疫情使正压呼吸机和制氧机订单均超过 5 万台。目前制氧机订单还络绎不绝，正压呼吸机由于欧美厂家生产能力大幅度提高，海外订单大幅度下降。

二、第一届家用呼吸支持产品行业沙龙在北京举办

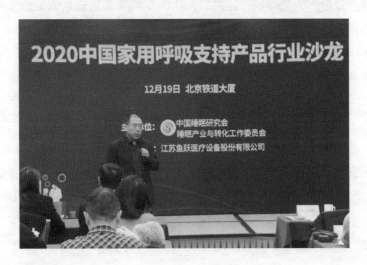

2020年12月19日，20家呼吸机、制氧机生产型企业代表，天猫、京东电商平台的6家企业代表和来自全国15家核心经销商代表，大家齐聚一堂，共襄盛举！中国睡眠研究会秘书长左和鸣先生为大会致辞，他从临床医生的角度指出，呼吸支持行业最主要的是患者的福利，一是体验，二是服务，三是专业。希望大家畅所欲言，达成共识，使呼吸支持行业的厂家、经销商、代理商抱团出击，实现共赢。笔者代表鱼跃医疗作了《中国家用呼吸支持产品的过去、现在与未来》的主题发言。因受疫情影响，中国老年学会和老年医学学会睡眠科学与技术分会副主任委员，睡眠技师教育项目常务副主委于剑扉先生没能亲自来到现场，他从加拿大为大会发来了"北美家庭呼吸治疗营销模式与患者管理"的视频。呼吸机、制氧机厂商代表、线下线上经销商代表就呼吸机、制氧机目前存在的渠道、价格、销售、服务、政策、电商、人员等问题进行讨论。嘉宾围绕规范培训上岗与持证上岗、政策推动、各方参与方式、行业的质量标准、法规和医保问题进行对话。最后，大会形成行业共识，让医疗科技真正造福人类的生命健康。这也是中国该行业的第一次盛会，具有重大的历史意义，中国家用呼吸支持产品行业同仁携手共进，团结一致，共谋行业未来发展之路！

三、呼吸治疗师职业得到国家认证

2020年2月25日，人力资源社会保障部与市场监管总局、国家统计局联合向社会发布了16个新职业，这是自2015年版《中华人民共和国职业分类大典》颁布以来发布的第二批新职业。其中第十一项就是呼吸治疗师。毫无疑问，这不仅仅是为医院呼吸治疗人员树名，更为家用呼吸治疗的未来发展带来发展动力。

1. 呼吸治疗师的定义

使用呼吸机、肺功能仪、多导睡眠仪、雾化装置等呼吸治疗设备，从事心肺和相关脏器功能的评估、诊治与康复，以及健康教育、咨询指导等工作的人员。

2. 主要工作任务

（1）运用肺功能检查、多导睡眠仪、心肺运动检查、呼吸力学、血气分析等设备及技术方法，进行心肺和相关脏器生理与功能的监测及评估，制定呼吸治疗方案；

（2）评估和管理需要呼吸支持的患者，维护呼吸机等相关设备，保障呼吸机等设备的规范化使用；

（3）负责人工气道管理与自然气道维护的个体化计划的制定与实施；

（4）负责雾化吸入、气道湿化、气道廓清等其他呼吸治疗方案的制定和实施；

（5）负责患者院内外转运或急救中呼吸治疗安全的保障工作；

（6）负责呼吸康复的管理、指导与咨询，进行戒烟指导和呼吸健康宣教工作；

（7）参与呼吸治疗相关技术与设备的研究、开发和推广。

四、国内高流量呼吸治疗产品生产销售厂家增加到 12 家，家用高流量市场开始起步

高流量呼吸湿化氧疗治疗仪（HFNC）是一种相对新型的呼吸治疗产品，主要用于治疗低氧血症的急慢性呼吸衰竭。由于此产品在新冠疫情期间的广泛应用，广大医务人员对该产品的认识得到极大提升，此类产品操作简单，效果明显，得到了国内许多厂家的青睐，纷纷在 2020 年推出自己的产品。2018 年之前，国内仅有新西兰的费雪派克、湖南明康中锦、沈阳迈思和淄博特雷

兹四个厂家。截至 2020 年 12 月底，江苏鱼跃医疗、德国 TNI、广东医软、北京谊安、广东欧格斯、广东和普乐、北京瑞迈特、深圳科曼也纷纷推出了各自的产品。有的厂家还推出了家用 HFNC 产品。由此可见，今后的市场竞争将更加激烈。希望竞争是有序的，性价比优秀的产品将受到欢迎。

五、静音制氧机、新款家用呼吸机、迷你睡眠呼吸机上市

多年以来，绝大多数厂家 5 升制氧机的噪音都在 50 分贝以上，如何降噪是摆在每个厂家面前的技术难题，日本的企业采用四缸技术把噪音降到了 40 分贝以下，但是价格昂贵，多数老百姓买不起。2020 年国内几家企业经过技术攻关，纷纷推出静音款制氧机，噪音在 40 分贝左右，价格相对合理，受到了市场的欢迎。此外，国内至少两家企业推出新款家用呼吸机，外观和内在功能都得到了极大提升，更为重要的是，国内外两家公司还推出口袋型睡眠呼吸机，国外还有一家公司推出加温湿化一体的迷你睡眠呼吸机，可以预计，迷你睡眠呼吸机今后将会大放光彩，竞争也会加剧。

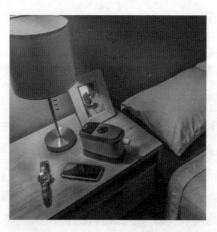

六、家用雾化器市场大幅度下降

雾化器适合使用的人群很广泛，用于呼吸道疾病的治疗包括哮喘、有呼吸道问题的早产儿、阻塞性支气管炎、慢性支气管炎、支气管扩张、粘稠物阻塞症、囊性肺纤维化症、顽固性鼻炎、多种咽喉炎及需要湿化气道、稀释痰液的患者。截至 2019 年，由于空气污染、门诊限制输液等因素，雾化器市场连续五年快速增长；但是由于 2020 年突发疫情，更重要的是担心雾化的气溶胶传播新冠病毒的风险，之前医院门诊广泛开展的雾化室治疗几乎都关闭了。另外，每个人出门都佩戴口罩，人类活动减少，空气污染改善，过敏症、哮喘的发病下降，从而导致家用雾化器的市场急剧下降。据可靠人士提供数据，2020 年国内两大平台的家用雾化器市场相比 2019 年下降 30% 以上。相信，随着疫情得到进一步的控制，家用雾化器的市场将逐渐恢复，但未来市场的情况如何尚需进一步观察。

七、老百姓对家用呼吸机、制氧机的认识大幅度提高

海内外新冠疫情开始期间，由于医院急缺呼吸机，呼吸机成为硬通货，谁能搞到呼吸机，谁就能发财。当时几乎所有商家都在倒卖呼吸机；卖肉卖菜的都在谈论如何搞到呼吸机；缺氧也是新冠最重要的症状，购买制氧机治疗或者预防缺氧也成为老百姓最关注的事情。许多人纷纷紧急采购制氧机到家里，防止自己或家人可能的危险。由此可以看出，人们对家用呼吸机、制氧机的认识经过这次疫情得到大大提高，相信今后这类产品的市场会有一个非常好的增长！

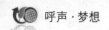

八、以京东互联网医院呼吸中心成立为典型，加速推出家用睡眠呼吸暂停诊疗新模式

京东健康呼吸中心于 2020 年 9 月 9 日正式上线。京东健康呼吸中心将打造线上线下一体化呼吸领域诊疗和护理服务模式，实现数字化慢病管理体验，为智能化疾控体系建设助力。

京东健康依托供应链优势，联合众多医疗器械厂商实现硬件与平台数据打通，开展呼吸疾病的智能防治和管理，不仅帮助医生实时掌握患者康复效果，优化治疗方案，还能将患者由发病后的被动治疗转变为提早发现和主动干预。同时，京东健康将家用呼吸治疗产品打造成线上＋线下＋医生背书的新模式。

九、长期家庭氧疗专家共识的制定启动

江苏鱼跃医疗在 2019 年 12 月启动制定中国《家庭氧疗的专家共识》的工作，这项工作由于 2020 年突发疫情，变得更加迫切与重要，目前共识的起草和讨论都在有条不紊地进行，相信不久的将来会正式颁布。

十、上市公司纷纷表示将进军家用呼吸暂停治疗产品领域

华为、海尔、小米之前都涉足健康产业，也推出了相关的产品，经过这次疫情，海尔加大了家用呼吸支持产品的市场投入；而格力、美的等众多家电上市公司也都纷纷成立医疗器械分部，或者开展相关企业的收购行为。战机也是商机，或许家用睡眠呼吸暂停治疗的行业格局几年后会发生很大的改变，对老百姓来说，这或许是件好事。

2021 年中国睡眠呼吸商业十件大事

2021 年睡眠呼吸行业发生了十件大事，现汇总起来，供各位参考学习。

一、飞利浦呼吸机召回

华尔街日报 2021 年 6 月 14 日消息，由于存在健康风险，飞利浦召回数百万台呼吸机，患者使用这些设备时，仪器内的泡沫会风化，导致患者可能会吸入一种会降解并释放有害的、可能致癌的泡沫颗粒和气体。截至目前，已经影响了 520 万台设备。其中一半以上在美国，这其中大约 80% 是用于帮助睡眠呼吸暂停患者的设备，其余的是维持生命的机械呼吸机。

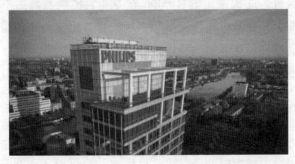

据介绍，被召回的设备除了一部分是医院使用的呼吸机，大部分属于过去 5 年内售出的第一代家用睡眠呼吸机。表现出的问题是，如果仪器清洁不当，或放置在高温潮湿环境中，仪器内部的泡沫可能会碎裂，也可能释放有害气体。如果吸入泡沫颗粒，会引起头痛、刺激、炎症和呼吸问题；吸入有害气体可能会导致

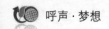

头痛、刺激、过敏、恶心和呕吐等。两者都有潜在的毒性和致癌性。

目前，飞利浦公司已付出 5 亿欧元的代价来解决这些问题，相当于 39 亿元人民币。此外，飞利浦还会面对更多的民事法律诉讼，未来的赔偿金额也会更大。

二、瑞思迈 AIRMINI 口袋呼吸机在中国正式上市

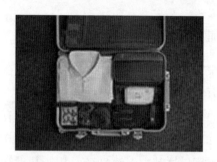

2021 年 3 月 15 日，瑞思迈在中国推出了他们历史上最小的口袋呼吸机。此次推出的 AirMini 在专业、便携与舒适三者之间实现平衡，并在呼吸机领域掀起一场技术革命，为用户带来了更便携、易操作、更舒适的使用体验。

这款新品重量仅 300g，内置三涡轮马达（三扇叶马达），压力在 $10cmH_2O^*$ 时噪音仅 30dB。采用手机互联智慧交互操控，APP 蓝牙操控一键开关，每晚记录使用情况，掌握睡眠健康指数。此外，这款口袋呼吸机在中国市场的定价和代理商定价也突破了常规，以接近国产呼吸机的低价格，一时间几乎垄断了便携式呼吸机的大部分市场，让国产和其他进口厂家的同类产品难以竞争。

---

* cmH_2O 为废弃单位，$1cmH_2O \approx 98Pa$。

三、中国睡眠研究会企业员工培训班第一次在京举办

2021年9月26日，来自呼吸机、制氧机生产型企业，加上来自全国数十家核心经销商代表，齐聚北京，共同见证了第一届睡眠呼吸支持产品培训班的开班典礼！

中国睡眠研究会秘书长左和鸣先生为培训班致辞，他从行业和消费者的角度指出，呼吸支持行业最重要的是质量过硬的产品、销售人员的专业素养以及优质的服务。希望更多的企业和经销商积极参加培训，严格要求自身，达成行业共识，使睡眠呼吸行业的厂家、经销商、代理商可以更加专业地为广大消费者服务，实现行业的进步和共赢。

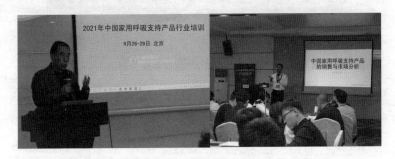

学员们在紧张又充实的三天学习中丰富了自己的专业知识，拓展了业务能力，技能得到了提高，让专业优质的服务真正地造福消费者。这是由中国睡眠研究会举办的第一次行业的专业培训，并第一次颁发证书，具有重大的历史意义！未来这样的培训班还会持续不断地举办，用于提高行业人员水平，规范行业行为。希望各位同仁共同参与，积极配合，精诚团结，让行业未来发展之路更加夯实，让未来从业人员可以走得更远！

四、深圳云睿额贴式脑电睡眠监测仪正式上市

2021年初，深圳创达云睿智能科技有限公司（以下简称"云

睿智能"）宣布其产品获得 SFDA 认可，额贴脑电正式上市。

其生产的 UMindSleep 额贴式睡眠记录仪是一款智能可穿戴脑电设备，是目前世界上最轻的脑电记录装置。通过国家药品监督管理局（NMPA）医疗器械注册认证，可直接进入各医疗机构临床科室使用，其睡眠分期相关数据参数及分析结果可直接作为针对睡眠障碍患者疾病分析的参考依据，为医生的诊断工作带来极大的便利。

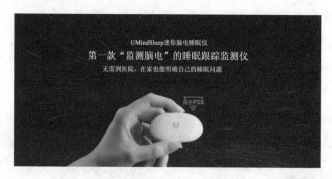

此外，通过对脑电软件的进一步分析，能够了解大脑的精神状态、疲劳、兴奋、注意力、集中度、方向控制、情绪等特征和功能。在整合了血氧、口鼻胸腹气流后，成为一台真正符合标准的迷你 PSG。相信这款产品的上市，将会改变目前睡眠监测的格局，无论对医院还是机构，睡眠监测将变得更加普遍、简单和智能。

五、费雪派克新一代 SleepStyle 在中国上市

期待已久的费雪派克全新一代睡眠呼吸机 SleepStyle 终于获批，在中国上市。这款仪器是全球唯一能感知使用者觉醒状态的呼吸机，其专利 SensAwake 感应性压力释放技术能精确地感知微觉醒/觉醒，快速柔和地进行调节，进一步提高患者的顺应性；对于那些 OSA 合并失眠的患者，佩戴后可提高 66 分钟的睡眠时间；还有其独有的湿化技术，有效降低鼻腔阻力和治疗压力，对

鼻炎和鼻部敏感都有治疗作用。

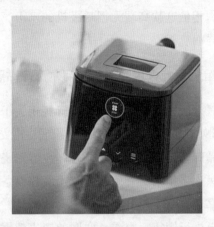

六、迈瑞医疗、明康医疗正式发布大无创产品，大无创市场进入国产时代

生命信息与支持产品是迈瑞医疗的核心产品系列，迈瑞医疗的监护仪、呼吸机、输注泵等产品销售量均为国内第一。在高市场占有率的同时仍重视研发能力，不断推出新产品保持差异化的竞争优势，进一步扩大市场占有率。

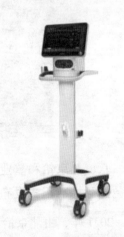

2021 年底，最新推出 SV70 大无创呼吸机产品，对标产品是目前医院大无创呼吸机的垄断产品——飞利浦的 V60。据内部人士透露，迈瑞的 SV70 具有与 V60 同样的反应速度和同步能力，还有监测呼吸末 CO_2、跨肺压、PPI 等功能。相信 2022 年将会是大无创呼吸机竞争格局改变的一年。

此外，湖南明康中锦作为早期生产高流量湿化治疗仪、家用和医用小无创呼吸机的企业，也在 2021 年推出了旗下第一款高端无创呼吸机——T600。该呼吸机拥有漂亮的外观，优良的性能和全面的监测。相信这款高端无创呼吸机的入市，也会改变飞利浦一家垄断的局面。

七、北京谊安医疗家用呼吸机被海尔医疗贴牌销售

北京谊安医疗研发制造家用呼吸机有些年头了，其家用睡眠呼吸机早在 2019 年 5 月 8 日就拿到了注册证。谊安品牌是专业品牌，不是大众品牌。自产品上市后，老百姓不知晓，销售量非常不理想。海尔医疗多年来一直致力于家用医疗设备的推广，先后贴牌北京怡和嘉业，2021 年开始贴牌谊安的产品，产品换上白颜色，在互联网上进行销售。查看互联网的销售数据，显然比谊安品牌销售数据好得多。希望海尔医疗能真正沉下心来做好家用呼吸机的销售服务工作，长久地为患者服务。

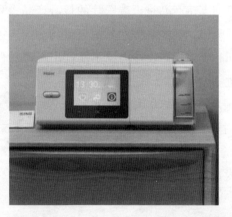

八、北京怡和嘉业公司 BMC 参加起草的高流量呼吸治疗设备国际标准正式发布

2021 年，由北京怡和嘉业 BMC 标准化技术专家提出的高流量呼吸治疗设备国际标准（标准号：ISO 80601 – 2 – 90：2021）在国际标准化组织（ISO）和国际电工委员会（IEC）官网上正

式发布。据国家药品监督管理局发布的信息显示，这是由我国提出并负责完成的首个新冠肺炎疫情防控医疗器械国际标准项目。

该标准的发布填补了此类产品国际标准的空白，进一步完善了麻醉和呼吸设备领域国际标准体系，为保障高流量呼吸治疗设备的安全有效、促进国际流通起到了积极作用，特别是为全球疫情防控提供技术支持，贡献中国智慧。该标准的发布，一方面反映了国际标准化组织对我国制定国际标准的认可，另一方面也反映了中国医疗器械技术创新能力的提升，认可了北京怡和嘉业BMC 在医疗器械行业中的品牌实力和行业地位。

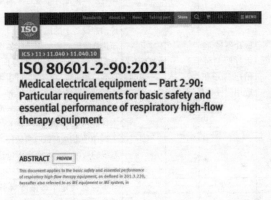

九、广州和普乐健康科技有限公司被国家药监局通告，停产整改并召回

2021 年 6 月 30 日，中国药品监督管理局官方发布题为《国家药监局关于广州和普乐健康科技有限公司检查情况的通告（2021 年第 43 号）》。通告显示，国家药品监督管理局组织对广州和普乐健康科技有限公司进行了飞行检查。检查发现该企业质量管理体系存在多方面缺陷。

广东省药品监督管理局依法要求该企业立即停产整改，对涉及违反《医疗器械监督管理条例》及相关法律法规的，依法严肃处理；并责令该企业评估产品安全风险，对有可能导致安全隐患的，按照《医疗器械召回管理办法》的规定召回相关产品。完成全部项目整改并经广东省药品监督管理局复查合格后方可恢复生产。

十、国家药监局关于发布 YY0671—2021《医疗器械 睡眠呼吸暂停治疗 面罩和应用附件》等 63 项医疗器械行业标准的公告（2021 年第 109 号）

医疗器械行业标准信息表

序号	标准编号	标准名称	制修订	替代标准	适用范围	实施日期
1	YY 0671 —2021	医疗器械 睡眠呼吸暂停治疗 面罩和应用附件	修订	YY0671 -2—2011	本标准适用于将睡眠呼吸暂停治疗设备连接至患者的面罩及其附件。本标准详细规定了面罩和附件的要求，包括将睡眠呼吸暂停治疗设备上的患者连接口连接至进行睡眠呼吸暂停治疗的患者所需的任何连接件（如鼻用面罩、排气口和头带）。对睡眠呼吸暂停治疗设备的要求见标准 YY 9706.270（ISO 80601-2-70）。本标准和 YY 9706.270（ISO 80601-2-70）构成睡眠呼吸暂停治疗系统的两部分。本标准不包括对口腔矫治器的要求。	2024年5月1日
7	YY 9706. 270—2021	医用电气设备 第 2-70 部分：睡眠呼吸暂停治疗设备的基本安全和基本性能专用要求	修订	YY 0671.1 —2009	本标准规定了睡眠呼吸暂停治疗设备的基本安全与基本性能。本标准不适用于：新生儿的睡眠呼吸暂停治疗设备；依赖机械通气的患者，例如中枢性睡眠呼吸暂停患者所使用的睡眠呼吸暂停治疗设备；高频喷射呼吸机（HFJVs）或高频振荡呼吸机（HFOVs）。本标准适用于：不依赖机械通气的患者使用的睡眠呼吸暂停治疗设备以及制造商预期用于连接睡眠呼吸暂停治疗设备的附件，当这些附件的特性会影响睡眠呼吸暂停治疗设备的基本安全和基本性能时。	2024年5月1日

续表

序号	标准编号	标准名称	制修订	替代标准	适用范围	实施日期
8	YY 9706.272—2021	医用电气设备 第2-72部分：依赖呼吸机患者使用的家用呼吸机的基本安全和基本性能专用要求	修订	YY 0600.2—2007	本标准规定了与附件组合使用的呼吸机（以下称为ME设备）的基本安全和基本性能，此类呼吸机：预期用于家庭护理环境；预期由无经验的操作者操作；预期用于依赖呼吸机以支持患者生命。本标准的各项规定亦适用于制造商预期用于连接至VBS或连接至呼吸机的附件，且该类附件的特性可能影响呼吸机的基本安全和基本性能。除GB 9706.1—2020的7.2.13和8.4.1之外，本标准范围内的ME设备或ME系统的预期生理效应所导致的危险在本标准中没有具体要求。本标准不适用于持续气道正压（CPAP）ME设备、高频喷射呼吸机（HFJV）及高频振荡呼吸机（HFOV）。本标准不适用于铁甲与"铁肺"呼吸机的要求。本标准不适用于重症监护呼吸机及其附件的要求，GB 9706.28规定了此类要求。本标准不适用于麻醉呼吸机及其附件的要求，GB 9706.29规定了此类要求。本标准不适用于急救与转运呼吸机及其附件的要求，YY 0600.3规定了此类要求。本标准不适用于家庭护理通气支持设备（预期仅用于增加自主呼吸患者的通气量）的呼吸机及其附件的要求，YY 0600.1规定了此类要求。本标准不适用于阻塞性睡眠呼吸暂停症治疗用ME设备的要求，YY 9706.270（ISO 80601-2-70）规定了此类要求。本标准是GB 9706.1系列标准中的一个专用标准。	2024年5月1日

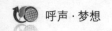

2021 国际睡眠呼吸企业四大重组并购事件

本文汇总了 2021 年欧美国家睡眠呼吸企业的四件重组并购事件，供大家参考。

一、美国德百世医疗将停止所有 CPAP 业务

美国德百世医疗（Drive Devilbiss Healthcare）宣布，其将于 2021 年 12 月停止所有 CPAP 业务，不再接受任何 CPAP 新的订单。停产的原因是源于原材料短缺、难以获得所需零部件，以及零部件价格上涨。公司将继续专注于其制氧产品，以应对疫情。

这里列出了不再生产 CPAP 的型号：

IntelliPAP-DV51D，DV51D-HH，DV53D，DV53D-HH，DV54D，DV54D-HH，DV54D-HH-S，DV55D，DV55D-HH，DV55D-HH-S，DV57D，DV57D-HH，DV57D-HH-S，IntelliPAP 2-DV63D，DV63D-HH，DV64D，DV64D-HH，DV64D-HHPD

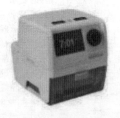

过去两年新冠大流行期间，德百世医疗是全球核心的制氧产品供应商，该公司首席执行官德里克·兰伯特（Derek Lampert）在一份新闻稿中说，"向全球市场提供必要的治疗制氧产品一直是我们的责任。我们非常认真地对待这一责任，为此，我们集中

了所有的资源。随着近期新冠肺炎疫情卷土重来，我们继续全力运转，将 CPAP 从生产线移出去，以提高我们制氧产品的生产空间，提高这些关键医疗设备的产量。"

该公司第一台 CPAP 在 1989 年推出，随后在 1995 年推出了第一台自动调整 CPAP。五年后，远程监控被引入。此外，公司将继续支持 DV5 和 DV6 系列产品的保修承诺，以及配件的销售，如湿化器、过滤器和管路等，以支持用户继续使用 CPAP。

二、美国卓尔医疗收购 Respicardia 医疗

2021 年 4 月，美国卓尔（ZOLL）收购了 Respicardia 公司，后者是一家治疗中度至重度中枢性睡眠呼吸暂停（CSA），提供植入神经刺激器的公司。该公司的 remedē 系统是美国食品药品监督管理局批准唯一可植入、治疗成人心衰伴有重度 CSA 患者的设备。

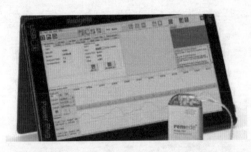

卓尔首席执行官 Jon Rennert 在一份新闻稿中表示："卓尔和 Respicardia 都在开发新的方法，满足临床需求，我们都致力于改善患者的治疗结果。通过此次收购，卓尔将把其在心脏和呼吸护理方面的专业知识，与新型 remedē 系统相结合，为众多患者的健康和生活质量带来有意义的改变。"

Remedē 系统由心脏电生理学家在微创门诊手术中植入，其向其中一根膈神经发送电脉冲，然后将信号发送到横膈膜，从而

恢复睡眠时正常的呼吸模式。

Respicardia 首席执行官 Peter Sommerness 在新闻稿中表示："我们很高兴加入卓尔家族。作为安全有效治疗方法的创新者，我们致力于解决呼吸和心血管患者未满足的需求，在卓尔强大品牌和全球影响力的支持下，我们看到了巨大的潜力。"

卓尔是 Respicardia 三年多来的重要投资者，公司欢迎所有 Respicardia 员工加入其全球员工团队，并将保留 Respicardia 目前位于明尼苏达州 Minnetonka 的总部。

三、美国卓尔医疗收购以色列伊塔玛医疗

卓尔医疗公司 2021 年 9 月宣布将以约 5.38 亿美元收购睡眠诊断公司伊塔玛医疗有限公司的所有已发行普通股。

伊塔玛医疗是一家专注于采用非侵入性医疗设备提供解决方案，用于帮助诊断睡眠呼吸障碍。公司率先推出 WatchPAT 家庭睡眠呼吸暂停装置，专注于帮助患有心血管合并症的患者。

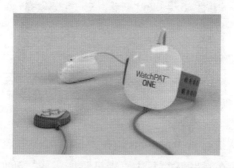

卓尔医疗首席执行官 Jon Rennert 在一份新闻稿中表示："卓尔医疗致力于改善严重心肺疾病患者的治疗效果。据估计，目前 60% 的心血管患者患有某种形式的睡眠呼吸暂停，而这些患者中的大多数没有被诊断出来。两家公司的联合将帮助更多的患者接受睡眠呼吸障碍的诊断和治疗。我们期待着加强心脏病学和睡眠

医学领域的合作。"

伊塔玛医疗总裁兼首席执行官 Gilad Glick 在一份新闻稿中表示："我们很高兴能与卓尔合作，卓尔是心脏病患者需求的领导者。伊塔玛的 WatchPAT 技术和数字健康解决方案与卓尔的业务合作，将加快我们推进家庭睡眠监测的步骤，使未确诊和未治疗的患者受益。"

根据协议条款，收购伊塔玛的价格是 31 美元/ADS，比伊塔玛在 2021 年 9 月 10 日纳斯达克股票市场的 ADS 价格高出 50.2%。

预计伊塔玛的主要业务将继续在以色列恺撒利亚目前的位置，包括其研发和数字医疗技术中心和生产中心。

四、瑞思迈收购了 Ectosense

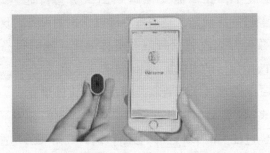

2021 年 10 月 1 日，瑞思迈（ResMed）完成了对 Ectosense 的收购，后者是 NightOwl 云连接家庭睡眠监测（HST）的制造商。

Ectosense 公司生产的经 FDA 批准的 NightOwl，在美国、澳大利亚、新西兰、印度和欧洲部分地区销售。自 2020 年以来，瑞思迈以 "ResMed onesleeptest" 的品牌在澳大利亚和印度销售 NightOwl，并自 2020 年 7 月起成为 Ectosense 的少数投资者。瑞思迈的一位发言人在给《睡眠评论》的一封邮件中指出，NightOwl 一次性 HST 对使用者是有效的，因为 "它是数字化的，在实验室

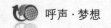

或家里都很容易使用。"

瑞思迈将继续销售 ResMed ApneaLink Air——家庭睡眠测试设备；瑞思迈的发言人表示，"它使睡眠实验室、医生能够在云端处理超过 150 万个睡眠诊断测试。"

瑞思迈睡眠与呼吸护理总裁吉姆·霍林黑德在一份新闻稿中表示："睡眠实验室和家庭测试在扩大我们的覆盖范围和识别全球 9.36 亿睡眠呼吸暂停患者方面都发挥着关键作用。""我们相信，Ectosense 的数字化和易于使用的解决方案，无论是在睡眠实验室技术人员手中，还是在全球范围内的消费者，都可以显著提高诊断效率，提高认识这种高度流行、100% 可治疗的疾病。对数百万人来说，他们最好的一晚睡眠必须从诊断开始。"

瑞思迈亚洲和拉丁美洲总裁 Justin Leong 在一次发布会上说："在市场发展中，我们需要让睡眠测试负担得起、方便使用。Ectosense 经过临床验证，是消费者可以承担的设备，这将使我们能够帮助数百万人改善其睡眠和整体健康。我们很高兴地欢迎 Ectosense 改变生活的团队加入 ResMed 大家庭。"

Ectosense 首席技术官兼联合创始人弗雷德里克·马西在一份新闻稿中表示："瑞思迈具有全球影响力，我们希望帮助更多患者，获得经过证实的 Ectosense 诊断，同时开拓一条改善睡眠和整体健康的道路，这就需要睡眠实验室和拥有联网的 NightOwl 仪器一起，帮助更多人诊断 OSA。"

Ectosense 将在瑞思迈的睡眠和呼吸护理业务中运作。这笔交易对瑞思迈的合并财务结果并不重要，该公司的财务状况没有被披露。

2022 美国睡眠医学大会技术创新亮点

2022 年全美睡眠医学大会于 2022 年 6 月 3—8 日在美国北卡罗来纳州夏洛特市举行，这是美国第 36 届睡眠行业的年会，也是目前世界最大的睡眠学术会议。此前，受疫情影响，全美睡眠医学大会已经连续两年采用线上形式举办，今年是全球疫情后的第一次线下盛会。

全美睡眠医学大会由美国睡眠医学会和美国睡眠研究会共同发起，每年召开一次，众多世界睡眠医学大咖云集，群英荟萃，创新和新技术争奇斗艳。而今年的会议则更显不同，近三年的科研技术发展，沉淀了太多的惊喜和突破，看点更多，产品更丰富。据相关人士估计，今年参会人数创历史新高，同时学术交流也会达到巅峰，技术创新层出不穷，亮点不断。由于疫情，笔者不能亲临现场，通过学习会议的相关资料，就睡眠呼吸领域的技术创新和进展，整理汇总了几大亮点：

一、关于睡眠呼吸诊断技术

1. 穿戴式 PSG 逐渐成为新宠

毫无疑问，穿戴式睡眠诊断设备成为本次会议的最大亮点，尤其是"贴式"睡眠诊断设备层出不穷。本次会议参展公司众多，从 WESPER 公司简单的贴片评估呼吸暂停、鼾声的技术，到 SUNRISE 公司的下颚睡眠贴评估睡眠结构和呼吸睡眠，还有 NOX 公司的改良穿戴式 PSG – 头贴式脑电 + 肌电 + 眼动 + 便携式胸腹心电血氧记录，直到最新的 ONERA 公司的满足全导联的穿戴

"贴式 PSG"，都是既可以家用也可以医用的多导睡眠记录仪。

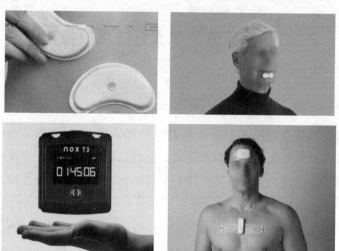

贴式 PSG

Dreem 公司则与其他公司不同，其创新设计的"睡眠脑电头圈"，以其独特的产品外观，五导脑电记录，骨导传导器，三轴加速器评估运动、呼吸、体位的参数设置展现出独一无二的特性。佩戴非常简单，病人在家就可以使用，监测参数无线实时传输给手机 APP，可以进行多夜的记录并依据其内部算法自动计算睡眠分期，准确率与人工分期相差无几。

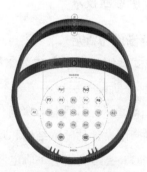

睡眠脑电头圈

CEREBRA 公司推出家用穿戴式 PSG，重新将 HST 的概念定义为包含脑电肌电监测的家庭睡眠监测仪。不仅如此，还创新传统的脑电分期，推出其特有的 ORP 分期，为发作性睡病、失眠、PAP 的依从性的判断提供更加直接、科学、有效的依据。

2. 诊断分析数据的自动化、智能化逐渐成为主流

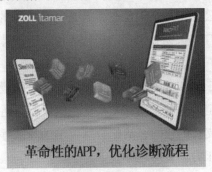

以色列 ITAMAR 公司在新冠疫情期间推出一次性 HSAT 产品，取得了非常好的效果，近期被全球除颤仪的老大 ZOLL 收购后，其产品技术得到了进一步的升级和发展。本次会议推出了建立在 Watch PAT 基础上的 SleePATh APP 系统，将睡眠筛查、病人告知、结果报告自动生成等功能进行了一体化整合。

此外，SLEEPIMAGE 基于心肺耦合技术（CPC）的睡眠指套式监测，将物联网链接到云端进行自动分析。专业做睡眠智能分析的 EnsoData 公司提供了 FDA 认可的、基于人工智能 AI 分析的睡眠分期技术，节约了大量人力，大大地提高了诊断的效率。

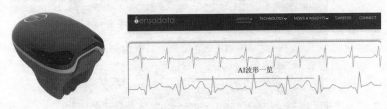

在学术领域，大会专门开辟了 AI 在睡眠医学的应用讲座，

主要介绍 AI 在传统 PSG 和新型穿戴式 PSG 中的应用，如穿戴技术和睡眠实践的整合，AI 导向 PSG 评分的挑战等，值得期待。

二、关于睡眠呼吸暂停的治疗

1. PAP 治疗

RESMED 公司举办了卫星会，来自圣地亚哥的 ATUL 教授介绍了《PAP 治疗和策略：采用剂量依赖的临床效果来改善 PAP 呼吸机的依从性》，这或许是改善 PAP 治疗依从性的一项新策略。

此外，关于 PAP 的压力滴定，本次会议专门设置了一个论坛来探讨压力滴定的基本原则，尤其是在应用特殊通气模式下（如容量保障压力支持的模式，治疗特殊类型的睡眠呼吸暂停，肥胖通气综合征的压力设置问题等）。

2. PAP 之外的治疗方式

近年来，PAP 替代治疗方法层出不穷，本次会议也开展了专门讨论 PAP 替代治疗的研讨。目前看来，除了口腔矫治器外，最成功的方法是神经刺激器。在本次会议中，非 PAP 治疗学术介绍的重点就是舌下神经刺激和膈肌神经刺激治疗，会议上有专题介绍了这个方法的应用和面临的具体问题。而全球最早获得 FDA 认可的 INSPIRE MEDICAL 公司，近年来其股票在美国成功上市，取得了突破性的业务增长，这家公司也在会上带来了他们全新的产品。

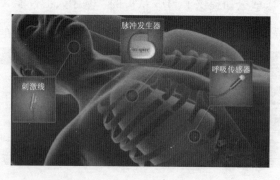

此外，药物治疗 OSA 也取得了一些突破，APNIMED 公司在 2021 年底宣布治疗 OSA 的药物进入三期临床，目前还在进行中，期待有更好的结果。

当然还有许多其他的 OSA 治疗方法，比如手术、EPAP 装置、口腔负压、鼻支架等，这些产品也在大会上展示，目前还在不断探索中。

非常有意思的是，费雪派克在本次会议上提出使用高流量氧疗（HFNC）治疗儿童 OSA，这是一个崭新的理念，值得我们日后密切关注。

综上所述，关于呼吸睡眠领域的新技术、新进展日新月异，以上仅是作者重点整理出的一部分内容，更多信息这里不再一一赘述。我们相信并期待中国的同行能积极进取，在睡眠呼吸诊疗技术产品上也有巨大突破。

论睡眠呼吸机的"年轻化"

随着打鼾、睡眠呼吸暂停知识的普及，越来越多的人开始知道并选择佩戴睡眠呼吸机。当今，80后已经成为了佩戴睡眠呼吸机的主流，甚至90后也开始选择呼吸机，面对客户的改变，尤其客户的年轻化，睡眠呼吸机要发生哪些改变才能满足这些客户的需求？在此建议，呼吸机也要年轻化！年轻化的睡眠呼吸机需要具备哪些特点？在这里简要介绍一下。

外观一定要漂亮　既然是年轻人的用品，外观显然是非常重要的，八零九零后的女性对产品的外观非常挑剔，一个不漂亮的呼吸机显然得不到这些人的青睐。仪器的色彩、形状、屏幕大小、整体的美观都是影响销售的因素。外观呆板、中规中矩、颜色单调很难吸引客户的目光。

携带方便　年轻人肯定不会一直在家里，因此，便携、小巧、方便出差成了许多人选择的标准。可惜的是，目前市场上大多数呼吸机还是体积太大，使用者需要准备一个较大的行李包来携带。虽然有个别厂家推出便携式睡眠呼吸机，但是多数都没有湿化器，治疗效果明显不及常规的湿化一体的睡眠呼吸机。非常期待某一天配备湿化器的小巧睡眠呼吸机的出现，既可以在家里用，也可以出差使用。

智能性　年轻的睡眠呼吸机用户都是在互联网环境下成长的，因此仪器必须具备互联网性，即仪器的数据、传输、判断、服务都要有互联网的功能。仪器最好是傻瓜型，参数不要调节，戴上面罩即可治疗，摘下面罩就可以得到治疗效果的评估和改进意见，并同时提供所需服务的信息。

面罩的舒适性 这是考查呼吸机是否年轻的核心。舒适性指的是仪器的噪音小、治疗效果好、压力稳定性、算法准确，当然更重要的还有面罩密闭、不漏气、佩戴舒适等。

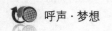

睡眠呼吸行业的现状、挑战与机遇

　　权威杂志《柳叶刀》2019 年 8 月发表的一篇文章公布了中国人打鼾、阻塞性睡眠呼吸暂停的发病率和患者数。全球 30～69 岁人群中，基于呼吸暂停低通气指数（AHI）≥5 次/小时，估计有 9.36 亿人；AHI≥15 次/小时（中度到重度 OAS），估计有 4.25 亿人。中国的 OSA 人数最多，AHI≥5/小时人数有 1.76 亿，而中到重度 OSA（AHI≥15/小时）的人数有 6552 万。这是十多年来该疾病患病率数据首次更新。

　　这篇由 12 名睡眠研究人员撰写的多国分析报告，其研究结果首次发表在美国胸腔学会 2018 年圣地亚哥国际会议上。现在全球超过 9.36 亿人患有 OSA，这一数据超出了世界卫生组织于 2007 年所预估的 1 亿多人的近 10 倍，严峻的形势再次向医生们提出了加大力度对尚不知情的患者进行筛查、诊断和治疗的要求，也给该行业的从业人员带来了机遇和挑战。

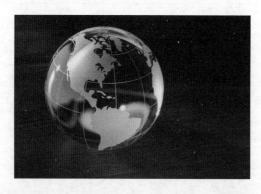

　　该研究的合作者，医学博士卡洛斯·M·努内斯（Carlos M.

Nunez）在一份新闻稿中说，"85％以上的睡眠呼吸暂停患者都未得到诊断，这意味着有数亿人每天晚上承受着反复性呼吸暂停的痛苦，而无法获得健康、宁静的睡眠，这增加了他们发生工作事故和道路交通事故的风险，并可能导致其他严重的健康问题，如高血压、心血管疾病，甚至使糖尿病患者血糖控制不良。我们了解其中的风险，并且现在我们知道问题的规模比我们之前想象的要大近10倍。要想解决这个问题，首先要对我们判断有高风险的患者进行筛查。"

根据美国睡眠医学会2021年的标准，阻塞性睡眠呼吸暂停综合征患病人群最多的十个国家见表1。

表1　慢阻肺患者最多的国家

国家	呼吸暂停低通气指数（AHI）	
	AHI≥5	AHI≥15
中国	17 600 万	6600 万
美国	5400 万	2400 万
印度	5200 万	2900 万
巴西	4900 万	2500 万
巴基斯坦	4200 万	1700 万
俄国	4000 万	2000 万
尼日利亚	3100 万	1200 万
德国	2600 万	1400 万
法国	2400 万	1200 万
日本	2200 万	900 万

从表1数据可以看出睡眠呼吸行业面临着巨大的患者群，且患者越治越多，而更大的问题是很多患者得不到诊治。

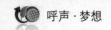

为何绝大多数睡眠呼吸暂停症患者得不到诊治？

努内斯认为，许多人会将由睡眠呼吸暂停症产生的疲劳归因于衰老或压力过大。而有些人会向医生提到这个问题，却往往被误诊为失眠、偏头痛、慢性疲劳或是其他病症。误诊的情况在女性中尤其常见，因为长期以来，睡眠呼吸暂停症都被认为多发于男性之中。现如今，在新诊断出的睡眠呼吸症患者中，女性占比高达40%。

另一个导致患者得不到确诊的原因可能要归咎于文化观念中对良好睡眠的理解。努内斯指出，例如有些人认为打鼾可能只是某些人睡眠时的一个正常特征，而事实上，打鼾是导致睡眠呼吸暂停风险的最重要信号之一。随着全球患者数量逼近10亿，患者和医生需要谨慎提防风险，并积极寻求医疗帮助，提高睡眠质量，继而提高生活质量。睡眠呼吸暂停综合征不再是一个可以忽略和轻视的问题了。

哪些人群有患睡眠呼吸暂停的风险？

研究表明，半数以上具有肥胖、心力衰竭、脑卒中或短暂性脑缺血发作（TIA）、房颤或2型糖尿病患者都患有睡眠呼吸暂停症。

打鼾是判断男性和女性患睡眠呼吸暂停症的头号指标，但并不是每个打鼾的人都会患病，也不是每个患者都会打鼾。在睡眠中会间断性长时间停止呼吸的人也存在着较高的患病风险。

努内斯最后说，归根结底，如果您总是感到疲惫，或者有其他与睡眠呼吸暂停有关的症状，那么向医生咨询一下也无妨。不要对长期疲劳的情况无动于衷。睡眠呼吸暂停症是100%可以治疗的。治疗睡眠呼吸暂停可以改善您的睡眠，您的情绪，您在工作和家庭中的人际关系，您的健康，甚至您正在治疗的其他疾病。但首先，必须弄清楚自己是否患有睡眠呼吸暂停症。

从表2数据来看，OSA知晓率、就医率等各诊治数据远远落后于其他慢性疾病，但OSA带来的危害或许是最大的！而主要医疗干预的方式CPAP呼吸机在我国却是自费的！可悲可叹！

表2　四种慢性病诊治情况对比表

慢性病	高血压	Ⅱ型糖尿病	高脂血症	OSA
患者数（亿）	3.1	1.35	5.2	1.76
知晓率	≤50%	≤20%	10.93%	≤1%
就医率	40.7%	37%	6.84%	≤0.1%
主要医疗干预方式	降压药	降糖药	降脂药	CPAP呼吸机
主要医疗干预方式是否纳入医保	是	是	是	否（欧美国家是医保）
危害	脑卒中、心梗、心衰等	足、肾、视网膜病变、增加心脑血管疾病危害等	脑卒中、心梗、心衰等	脑卒中、心梗、心衰、猝死、交通事故、阳痿、妊高征、儿童发育不良等，是其他慢性疾病的源头疾病

数据来源：国家心血管病中心. 中国高血压调查（2018年版）［R］；中华医学会糖尿病分会. 中国Ⅱ型糖尿病防治指南（2017年版）［S］；2017—2023年中国降血脂药物行业前景研究及发展趋势研究报告［R］.

看完患者的研究数据，再看一下CPAP呼吸机在我国电商的销售情况，如表3所示。

表3　2019年7月某周家用呼吸机电商销售数据

品牌	销量（台）	销售额（万元）	销售额占比	销售平均单价（元）
A	590	90	12.3%	1525
B	442	191	26%	4320
C	365	112	15.4%	3068
D	328	200	27.5%	6097
E	176	36	5.03%	2045
F	125	97	13.4%	7760
合计	2026	726	100%	3583

数据来源：天猫、京东后台数据。

　　据相关部门统计，我国家用呼吸机年销售总量在20万台左右，按照上表的数据统计，可以估算电商销售呼吸机在每年12万台左右，占总体市场的60%，因此电商已经成为家用呼吸机销售的主要渠道。但其背后的问题是巨大的！价格、质量参差不齐，最关键的问题是：电商销售没有门槛，任何人都可以卖呼吸机，而且呼吸机可以卖给任何人！（不同于西方，我国CPAP呼吸机销售不需要医生处方）。这无疑会产生巨大的质量问题、服务问题，甚至危及患者的生命健康！现实生活中已经出现了许多这样的情况。因此，如何规范电商呼吸机销售人员的资格、资质、销售流程、售后服务是当今行政部门和行业人士急需要呼吁和完善的。

　　问题与机遇往往是并存的。OSA的知晓率如此低，如何开展OSA教育是睡眠呼吸行业人士的重大责任。与其去社区、社会寻找OSA的患者，不如从各家医院的住院患者开始统一进行筛查、治疗！各位睡眠呼吸行业专业人士，要关注您的亲属、朋友、您负责的病房、您所在医院、您的学生所在医院，从我做起，从现在做起。此外，要积极研究探索 OSA 的教育模式、教育方法，找出一套行之有效的教育策略，积极进行推广。同时面对上亿的患者，找出一条符合国情的诊断流程至关重要，例如，本人反对县医院配置复杂的 PSG，耗财、耗人，不适用。我们睡眠呼吸行业人士还要继续努力，游说政府，将 CPAP 纳入医保。这是为政府省钱，早晚政府会理解并支持的！

最后，笔者勉励睡眠呼吸行业人士，胜利属于勇于面对挑战，接受挑战并战胜挑战的人！

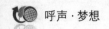

为什么我们需要的不仅仅是 CPAP 治疗？

CPAP 正压通气治疗并不适用所有呼吸暂停患者。AASM 杰出服务奖获得者理查德·贝瑞（Richard Berry）分享了体位治疗、神经刺激治疗和面罩选择等卓智睿见。

睡眠医学专业是一个快速发展的领域，需要领导者和教育者培养和指导新生力量。临床医生和教授、医学博士理查德·贝瑞，在他近 35 年的职业生涯中，贡献了无数宝贵时间，培养新人，指导临床医生进入这个领域。

为了纪念他的贡献和付出，美国睡眠医学学会授予他 2020 年纳撒尼尔（Kleitman）杰出服务奖。这个奖项是颁给在公共关系、政府事务管理领域做出重大贡献的个人。AASM 每年四月份宣布年度奖。

贝瑞说："在美国睡眠医学学会，我与很多了不起的人一起工作，获得这个奖项，我要感谢董事会和员工。"他本人过去是基金会主席，目前是临床睡眠医学杂志的副主编。

作为一名医学教授和佛罗里达大学（UF）健康睡眠障碍中心的医学主任，贝瑞将 UF & Shands 睡眠障碍中心从 2 张病床发展到 12 张，从每年进行 250 次睡眠实验室检测到目前超过 3000 个睡眠实验室检测和每年 450 次家庭睡眠呼吸暂停测试。在完成这一任务的同时，他还主持睡眠医学研究项目，在佛罗里达州盖恩斯维尔的马尔科姆兰德尔 VA 医疗中心开展睡眠相关研究。

Sleep Review 就相关问题对他进行了采访。

提问：您认为在选择 CPAP 面罩方面，会有哪些新技术的发展？

贝瑞：面罩的选择和调整是我们面对呼吸机使用者的一大挑战，或许是一个主要障碍。现在有先进的技术可以扫描患者的额面部结构，通过分析，推荐更好、更适合他们的面罩。有关分析3D 照片面部特征订制个性化面罩，已经有许多进展，还会有更多新技术。未来，个人化、精确化面罩将会越来越多。

提问：面罩选择的重要因素是什么？

贝瑞：选择适合的面罩，指导患者如何调整和清洁面罩是非常重要的。要在有通气压力的条件下测试面罩的密闭性，避免配一个看起来佩戴性好，但是实际在家使用漏气的面罩。许多年前，格林和我发表了第一篇关于口鼻面罩使用的论文，但其使用有一定的局限性。我的一名患者使用口鼻面罩做压力滴定，但使用的压力非常高，漏气使得他经常醒，尝试换了几个口鼻面罩，还是不行。一年后，他回来看我，告诉我他去另一个睡眠中心，换了一个鼻面罩。结果使用压力很低，密闭性也很好，他很喜欢。这个病例告诉我们，尽可能使用鼻罩而不是口鼻面罩。

提问：CPAP 理想的顺应性是多少？

贝瑞：传统观点认为 CPAP 治疗的顺应性有 50%，在某些人群中或许高点。如果医生工作认真仔细，可以提高到 70%，但有很多挑战。许多医师关注治疗后残余 AHI，其实，患者能整晚使用 CPAP 更加重要。然而，CPAP 并不适合所有患者，他们需要其他治疗。当前治疗的方法包含体位疗法、手术、口腔矫治器和神经刺激疗法。也在积极地研究维持上气道肌肉紧张的药物，希望未来有临床效果和接受性良好的药物能被发现。

提问：体位性疗法治疗阻塞性睡眠呼吸暂停效果如何？

贝瑞：的确，有相当部分患者用体位疗法治疗效果很好。肯定有一部分人，如果睡眠不是仰卧位，他们的呼吸暂停很轻。我们做了这方面的一些研究，结果很乐观。可惜的是，我们近来没有非常好的设备。记录顺应性非常重要，可以知道人们是否真正使用这些设备。这些设备需要佩戴舒适，近期有很多进展。也显示有一定功效，但是需要研究设备长期使用的顺应性。

提问：关于使用神经刺激设备治疗阻塞性睡眠停吸，您是如何评估的？

贝瑞：这个疗法有适应证。但我认为的确有部分患者需要且疗效很好。关键问题是价格。把这个疗法纳入政府保险具有挑战性。我们在佛罗里达大学用这个疗法，好几位患者取得了非常好的效果。这需要与外科医生合作，并且需要监测患者在睡眠过程中的所有变化。例如，如果某人突然间没有回顾性睡眠，没有鼾声，也许需要调整仪器的电压。这个疗法到目前为止是非常成功的，还需要持续的研究。

从北京冬奥会开幕式联想到呼吸治疗产品的研发

　　2022 年春节这几天，大家都在热烈地讨论着北京冬奥会带来的美妙感受，二十四节气倒计时，每一帧画面都是壁纸；五星红旗手手相传，黄河之水天上来，冰雕五环破冰而出，特别是以"不点火"代替"点燃"，以"微火"取代熊熊燃烧的大火，这些创新彰显了绿色办奥的理念，开幕式有创意、有诗意；穿越古老与现代、连接历史和未来，中华文明与奥林匹克再度携手奏响全人类团结、和平、友谊的华美乐章，在鸟巢上空余音缭绕，对全世界来宾的欢迎掌声、欢呼声经久不息，回味悠长。

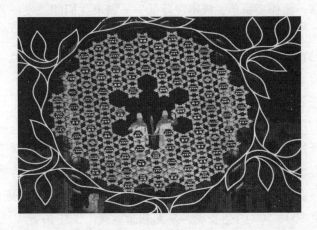

　　观赏北京冬奥会开幕式，我们看到了什么？很多人说看到了中华文化博大精深，看到了中国科技创新力量，看到了传统与现代的完美融合，看到了生动而深沉的家国情怀，看到了奥运精神的升华。而我本人，更多地看到一个成功"中国产品"背后的深刻寓意。

1. 天天都是绝望，但是天天都有希望

总导演张艺谋在电视采访中一直说，在前期的准备过程中，每天都是这样的感觉。这何尝不是开发全新产品的感觉？没有思路，没有线索，没有参考，什么都没有，如何开发一个全新的、创记录的睡眠呼吸治疗产品？我想这就是在所有开发伟大产品过程中的感受！对睡眠呼吸治疗产品的开发而言，就要学习这种精神，为什么制氧机的噪音不可以降到30分贝以下？为什么制氧机不可以变得体积小而流量大？为什么呼吸机不可以与制氧机一起？为什么面罩佩戴如此复杂？

2. 简约而不简单

这届奥运会一直强调这个理念，但是如何简约？通过什么办法做到简约？视频的时间要短，宣传的内容要丰富，耗费的资源要少，这些其实都是矛盾的，如同开发睡眠呼吸治疗产品，功能要丰富，操作要简单，成本呢要低——如果我们能开发一款像饭盒大小的、连续输出5升、低噪音、售价1000～2000元的制氧机，是否能让这个行业彻底改变？

3. 创意，创意，创意

张导一直强调创意这个词，整个导演组也在强调这个词，他们之前用过的表演表现形式这次统统都不用，全部都要新的创意。开发新产品最重要的是你的创新，你的不同于竞争对手的独特的方面，苹果为什么成为伟大的公司，其中最重要的就是创新！再看看我国的汽车行业，长城汽车的子品牌哈弗不断创新，坦途克300、500闪亮登场，毫无悬念地登上了中国SUV车型市场第一。我们的制氧机，如果每年都带来新的创意、新的理念、新的惊喜，而不是换个马甲，毫无疑问，不要多久，你就是市场第一！

4. 绿色，唯美，浪漫，童心

每个产品的开发其实都要贯穿一个或几个理念，如同这次奥

运会一样。比如"简单"的理念一直贯穿在费雪公司呼吸耗材的设计使用中，"精致技术"一直贯穿在瑞思迈呼吸机的理念中。很可惜，我们国产的呼吸产品系列很少有这种理念，销售了几年，却不知道这个产品最大的独特点是什么。

5. 从5000到14，从42 000到0

每一个成功都来自辛勤的汗水，奥运会的服装设计方案做了5000个，仅仅选择了14个；42 000个铺在体育场地面的LED屏，要求的故障率是0！产品的研发也是一样，设计出了几十个、几百个样品，或许满意的只有一个，也许一个也没有，只有这样，你才能创造一个伟大的产品！

6. 吃饭，行走，睡觉都在想，都在思考

这是导演团队的一个成员在采访时一直说的。的确，如同罗曼说的，伟大的背后都是痛苦。

7. 爱好，能力，职业的结合

这是张艺谋导演自己讲的：他很幸运，两次碰到奥运，结合他的专业能力，承担好这份工作。这进一步说明，无论哪里，核心人才是第一重要的！临时组建的团队，张导凭借他的才华，他的能力，他的专业，他的睿智，他的拼搏，他的勤奋，他的经验，征服了所有团队人员，让所有人非常佩服地跟着他，高效地工作，完成伟大的作品。所以，企业要明白，真正的领头人是选举的，而不是赋予的。

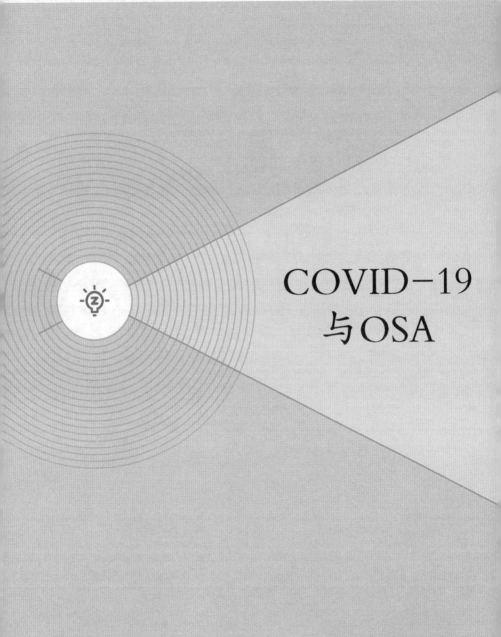

COVID-19
与OSA

PAP 家用呼吸机与 COVID-19

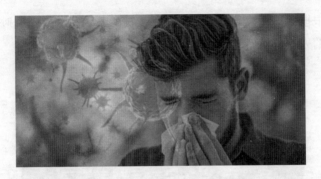

　　美国有几百万人每天在家使用 PAP 呼吸机治疗他们的阻塞性睡眠呼吸暂停、慢阻肺 COPD 以及其他慢性疾病，中国有近百万人每天也在使用家用 PAP 呼吸机。COVID-19 疫情的加剧使得这些使用者感觉压力倍增，同时也让许多老百姓对家用呼吸机的应用以及相关使用充满了兴趣和疑问。为此，本章将常见的问题进行汇总，参照相关文献，统一解答。不足之处，望多指正。

睡眠呼吸暂停增加了 COVID-19 患者的潜在风险

根据沃里克大学的一项新研究，被诊断为阻塞性睡眠呼吸暂停症的人，患 COVID-19 的不良后果的风险会增加。

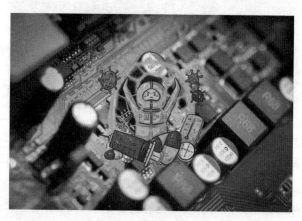

这个结论是从一项系统回顾的研究中得出，文章发表在《睡眠医学评论》杂志上，强调要进一步调查这种病毒对有睡眠障碍的人造成的影响，并更好地识别目前尚未确诊的人。

许多与睡眠呼吸暂停相关的危险因素如糖尿病、肥胖和高血压，与 COVID-19 不良后果相关的危险因素相似。研究人员想调查被诊断为 OSA 的患者在这些因素之上是否增加了风险。

系统回顾了截至 2020 年 6 月，18 个关于 OSA 和 COVID-19 的研究，其中 8 个主要与 COVID-19 的死亡风险有关，10 个与睡眠呼吸暂停的诊断、治疗和管理有关。尽管对 COVID-19 中 OSA 的研究很少，但有证据表明，许多到重症监护室就诊的患者患有 OSA，而在糖尿病患者中，OSA 可能会增加其他危险因素。在一项针对糖尿病患者的大型研究中，那些因 COVID-19 而住院治疗的患者，在入院后第七天有 OSA 的死亡风险是没有 OSA 的 2. 8 倍。

研究人员认为，在英国，高达 85% 的 OSA 未被发现，这表明英国目前被诊断出患有这种疾病的 150 万人，仅仅是冰山一角。随着肥胖率和其他相关危险因素的增加，研究人员还认为 OSA 的发生率也在增加。新冠大流行对患有 OSA 和其他睡眠病症的患者的诊断、管理和治疗产生了全世界的影响。今后有必要为这些患者探索新的诊断和治疗途径。

研究人员还在一份报告中说，"如果没有一个关于患有 OSA 的数据统计，那么很难确定有多少人可能因为 COVID-19 而经历了更糟糕的情况。"这种情况被严重低估了，我们不知道未诊断的睡眠呼吸暂停是否会带来更大的风险。

COVID-19 可能增加氧化应激和炎症反应，并对缓激肽途径产生影响。当这些机制共同影响个体时，COVID-19 对患者的影响更大就不足为奇了。

持续气道正压通气是治疗阻塞性睡眠呼吸暂停的金标准，但个体进行优化治疗也是很重要的。英国睡眠协会和 OSA 联盟发布了关于在新冠大流行期间使用 CPAP 的指南。

研究人员认为，重要的是，确诊为 OSA 的人要意识到潜在的风险，并采取适当的预防措施来减少他们接触病毒的机会。需要进一步研究的是，是否需要将这些人列入在病毒传播增加时可能需要保护的易感群体名单中。

研究人员介绍："患者应该清楚，如果他们感染了 COVID-19，OSA 可能是一个潜在的风险。因此必须确保治疗是科学的，并采取尽可能多的预防措施来降低风险，比如戴口罩、保持社交距离以及发现任何症状后立即接受检查。"

"医院和医生也应该记录他们的患者是否有 OSA，因而作为一个潜在的危险因素，OSA 应该被纳入 COVID-19 的研究和结果数据中。"

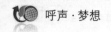

CPAP 会烟雾化 COVID－19 吗？

新的证据揭示一定的医疗设备如何产生、分散气溶胶分子。近期，在美国《呼吸与危重病》医学杂志上，发表了一篇基于证据的综述，介绍了 COVID－19 患者的飞沫如何在空气中传播，人们应如何保护自己。

在《咳嗽与打喷嚏在呼吸道病毒感染传播中的作用》一书中，田纳西大学医学教授 Rajiv Dhand 博士和副教授 Jie Li 博士，描述了喷嚏和咳嗽中出现的各种大小类型的病毒液滴在呼吸系统中的沉积部位，如何在相关呼吸设备中传播，以及给医务人员带来的风险。

Dhand 介绍说，许多人担忧 COVID－19 患者使用雾化疗法可能会传播传染性气溶胶。我们的建议是，从一个平衡的、科学的视角来看待这种疗法。

空气中的颗粒物由各种气溶胶生成时，如抽吸或气管插管，以及使用气溶胶发生器，例如使用喷射雾化器而产生。

文章指出，这些过程产生的气溶胶，与从事医疗保健员工的感染率增加有关。相比之下，诸如氧疗、高流量氧疗、无创通气和通过面罩进行人工通气等措施，则不太可能产生生物气雾，而是更多分散患者的气溶胶。

Dhand 和 Li 注意到这一课题的研究还不完善，缺乏气溶胶生成过程与病毒感染传播联系起来的证据。此外，单纯医用气溶胶发生器产生的气溶胶，是不含有病原体的，除非气溶胶装置受到污染。

Dhand 提出了减少气溶胶感染传播的一些建议，这些建议与疾控中心的指导方针一致。具体包括：

● 避免呼吸道刺激引起的剧烈咳嗽反应，尽量减少接触传染性气溶胶。

● 如果可能，当患者咳嗽或打喷嚏时，医护人员应与受感染的患者保持 1.8 米的距离。

● 使用机械通气时，需要设置过滤病毒装置，或通过设备呼气口端放置过滤器，也可以将过滤器连接到面罩近端，这些都可以减少病毒扩散。

● 对于有自主呼吸的患者，建议患者在咳嗽、打喷嚏或说话时佩戴外科口罩或用纸巾捂住嘴，这样会减少病毒的承载量。

● 要为医疗保健人员提供个人防护设施。

● 理想条件下，受感染的患者应设置单独房间，防止雾滴扩散；可接受两名感染相同病毒的患者在同一个房间。

Dhand 强调，咳嗽和打喷嚏会产生大小不等的呼吸道飞沫，传播呼吸道病毒。这些液滴被强力排出后，分散在环境中，容易被易感宿主吸入。当多数呼吸道液滴被鼻过滤或沉积在口咽部时，较小的液滴会悬浮在室内空气中，而远离患者的人可能会吸入。

Dhand 最后总结道："这些较细的颗粒被气流带到肺部，它们的沉积，其停留部位取决于它们的大小和形状，并受各种因素影响。"

COVID-19 大流行是睡眠医学
使用一次性产品的转折点吗？

海内外不断加剧的疫情让许多睡眠中心都关了大门。开业后，如何进行睡眠诊治的感染控制将摆上重要的日程。而在疫情期间，欧美市场一次性电极和传感器的咨询和订购量大增。

未来，采用一次性传感器、电极甚至一次性诊断设备都将会纳入日常工作中。毫无疑问，随着疫情常态化，在睡眠医学中如何防止病毒感染，将在今后成为一个主要的研究课题。

2020 年 4 月 16 日《新英格兰医学》杂志报道，COVID-19 病毒可以在某些物体表面存活三天。基于此，美国睡眠医学会制定了新的指导意见，明确指出：对于在睡眠诊疗过程中重复使用的设备或电极，其间隔使用时间要至少 72 个小时。AASM 也发出了一份声明，推荐使用一次性设备和配件。

"病毒在不同的物质表面，其存活时间不同，因此一次性设备看起来是最安全的"，美国睡眠医学会主席 Kelly Carden 解释说。

根据美国疾控中心撰写的标准表明，采用适当的清洁和消毒程序，可以重复使用某些仪器。

在新冠肺炎爆发前的几年里，感染控制是许多睡眠医学专家的首要任务。

有些公司，比如 HST 供应商 Clevermed 长期以来一直供应一次性部件，包括鼻压力导管和呼吸绑带。另外，睡眠诊断设备制造商 Nox Medical 也在这方面采取了一些措施，在睡眠检测中采用了几个一次性组件，包括过滤管连接器、面罩和压力导管等。2019 年，睡眠诊断公司 Itamar Medical 的一次性家庭睡眠呼吸暂停测试设备 Watchpat-one 获得了美国 FDA 的批准。日本光电于2019 年 4 月份也推出了一次性金杯脑电电极。

许多睡眠实验室已经开始使用一次性用品来减少交叉污染。波士顿儿童医院神经科在 2018 年开始使用一次性脑电电极。新的研究表明，即使清洁后，人体组织和细菌的痕迹仍留在可重复使用的脑电电极上。2018 年 12 月发表在《美国感染控制》杂志的研究发现，可重复使用的电极在清洁后仍有 25% 存在细菌感染。

随着疫情的发展，这种趋势愈发明显。2020 年 3 至 4 月进行的一项调查显示，221 名睡眠医学受访者中，26.7% 的人表示正在购买或试图购买更多的一次性睡眠电极或设备。

对许多人来说，这种转变是必须的。石溪大学医学中心睡眠实验室 10 年前已开始转向一次性用品，先是使用 CPAP 面罩，然后改用一次性软管和脑电图电线。

医疗设备供应商 Dymedix 报告称，在过去的两年中，其一次性睡眠诊断传感器的订单出现了大幅度增长。一家专注于为医院提供一次性解决方案的丹麦医疗技术公司报告说，在过去五年中，一次性电极的销售额有所增长。

另一家睡眠传感器制造商 SleepSense 的报告表明，在新冠肺炎席卷美国的最初时间里，一次性电极使用增加。全国许多睡眠实验室在疫情流行期间歇业，总销售额虽然下降了，但在那些仍然开放的实验室中，对一次性杯状电极的需求激增，这可能意味着，随着更多睡眠障碍中心的重新开放，人们对一次性用品的需求会越来越大。

其实，使用一次性电极或设备还有更大的潜在好处，工作人员可以更多地关注患者，而不是清洁设备。之前，使用可重复CPAP 面罩时，要花数小时清洗、干燥，还需要将这些面罩送到消毒室。现在，工作重点都是患者。

来自 Dymedix 公司的艾肯介绍说："我相信，现在就是睡眠医学使用一次性传感器的临界点，那些已经使用一次性用品的睡眠实验室，在重新启动时会处于有利地位，交叉污染或感染传播的风险很小。"

2020 年 4 月，发表在 JCSM 的中国专业共识《新型冠状病毒肺炎防控时期健康睡眠手册》明确提出，对于存在散发病例或小型聚集性发病的低流行地区，睡眠监测及 NPPV 可继续开展。对于成年 OSA 患者，推荐采取家庭便携睡眠监测和自动压力滴定治疗。推荐在睡眠监测中使用一次性鼻导管压力传感器，在 NPPV治疗中使用一次性或专人专用的面罩及呼吸机管路。

因此，可以预计，一次性/一人次的电极、睡眠配件甚至睡眠诊疗设备必将在未来的睡眠医学中得到广泛应用。

COVID-19 大流行对 CPAP 使用的影响

新冠流行期间，许多 OSA 患者困惑，他们是否可以继续使用 CPAP，那么目前的研究结果如何呢？

当新型冠状病毒首次在全球出现时，许多睡眠医学中心、诊所关闭，医院里的手术延缓开展。而失眠迅速蔓延，其传播速度似乎与新冠肺炎相当。许多人预计，阻塞性睡眠呼吸暂停患者在公共卫生危机期间将难以继续护理，特别在疾病暴发的早期，人们担心 CPAP 会烟雾化病毒。在多伦多，消防员甚至被禁止在工作中使用 CPAP，因为发生在华盛顿州一家疗养院的严重疫情溯源是使用 CPAP 设备而导致的。然而与最初的担忧相反，一项对某些医生及多个国家的患者调查显示，多数 OSA 患者一直在努力使用气道正压（PAP）疗法。来自纽约的著名睡眠医学专家迈克尔·索比医学博士说，随着对呼吸系统健康的日益关注，许多人对使用 PAP 设备越来越感兴趣，开始接受第一次治疗。

阿尔伯特·爱因斯坦医学院临床神经学教授托比说："我们看到很多患者对新冠肺炎感到担忧，他们联系我们，是因为知道自己患有睡眠呼吸暂停，并希望接受持续气道正压通气的治疗。"

一项针对法国 OSA 患者的大型在线调查发现，新冠大流行对 CPAP 的使用影响有限。根据《欧洲呼吸》杂志开放研究发表的论文，调查涵盖了法国 93 个大都市大部分地区的 15306 个人，只有 4.4% 的人在新冠疫情期间停止了 CPAP 治疗。这些人主要是疑似或确诊为 COVID-19 的患者，他们没有听从医生的建议就停止了 CPAP 治疗。

另一项研究表明，PAP 的使用没有变化。

许多患者一直在努力持续治疗，因为 COVID－19 疾病相关的危险因素与睡眠呼吸暂停类似，比如肥胖和糖尿病。

虽然现有很少证据表明新冠病毒在 OSA 患者中表现更严重的疾病，但多数人认为，如果他们生病，CPAP 可以保护他们，免受严重症状的影响。

在一项针对纽约市 112 名目前正在接受 OSA 治疗患者的调查中，63％ 的受访者表示担心，担忧其睡眠障碍有可能因为冠状病毒带来更严重的并发症。

这项调查在 2020 年 4 月底和 5 月初进行了两周，在接受调查的患者中，有 88％ 的人在大流行期间，继续按规定使用 PAP 疗法，20％ 的患者将延长使用治疗设备的时间。

人们已经意识到，如果患有睡眠呼吸暂停，同时又感染了新冠病毒，疾病变为重症的风险会加大。

据 CPAP 机厂家飞利浦伟康收集的数据发现，在流感大流行期间，CPAP 的使用没有明显变化。

2020 年三四月份，医疗器械公司 SleepData 报告了总体 PAP 依从性下降。这与一开始患者对 PAP 可能导致冠状病毒传播的担忧有关，促使他们暂时停止使用 PAP。

有些患者对 PAP 传播病原体表示担忧，一些患者更喜欢在单独的房间里使用设备，远离家人。

专家也提醒："使用 CPAP 和 BiPAP 有气溶胶传播的风险，所以要非常小心。"

然而，总体数据表明，患者对继续治疗 OSA 的兴趣超过了对 CPAP 设备传播病毒的担忧。由于远程监控和远程医疗的兴起，预计患者的依从性将会提高。

2020 年 4 月的一项睡眠回顾调查显示，很大比例的呼吸机供应商正在探索新的远程服务。数据显示，从 2020 年 1 月以来，飞利浦伟康公司每天连接到其云端管理服务平台设备的平均数量增加了 34.5%。而且，专家也相信，远程医疗和远程监测有可能重塑睡眠医学的未来。

新冠大流行期间坚持使用 CPAP，患者是积极的，但并不是每个人都能轻松地继续接受治疗。最近一例 15 岁患有中度 OSA 男性患者，在 COVID-19 大流行开始后，其 CPAP 治疗依从性显著降低。

此外，社会隔离患者正常生活的中断，医疗服务的减少，也是导致 CPAP 依从性下降的重要因素。

专家建议，需要密切监测服用各种药物的慢性病患者，因为他们的风险更高，这不仅仅影响药物依从性，还可能影响 CPAP 依从性。

此外，发表在《临床睡眠医学》杂志上的一项研究指出，越来越多的患者在隔离期间出现失眠，这有可能扰乱日常生活。

尽管存在这些挑战，但还是有办法帮助患者克服障碍，包括教育患者如何在 CPAP 设备下载自己的数据。而且还发现，在某些患者中，他们越来越熟悉这项技术，也越来越喜欢访问他们的数据。同时，临床医生与患者家属一起回顾了远程获取的 CPAP 使用数据，并分析了近期依从性变化。专家甚至发现，对患者进行远程医疗随访一周后，他们的治疗依从性增加到 100%，高于大流行开始前。这说明与患者保持联系的重要性。其实，现在是比以往任何时候都更需要患者遵守医疗随访规定，通过远程医疗，也能让他们回到正轨，这正是熟悉远程医疗的最好时机。

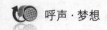

COVID-19 大流行期间，
气道正压设备 PAP 市场将达到 22 亿美元

COVID-19 导致全球呼吸机严重短缺，气道正压装置 PAP 的需求也在不断上升。在 COVID-19 大流行之前，2019 年全球气道正压装置市场价值为 18 亿美元，全球数据公司（GlobalData）表示，2020 年市场增长达到 22 亿美元。

全球数据公司高级医疗设备分析师蒂娜·邓（Tina Deng）在一份报告中说，"在呼吸机短缺危机期间，已考虑将能够提供呼吸或压力支持的设备作为替代，来满足医学上的需要。美国 FDA 已经为呼吸机颁发了紧急使用授权，允许在 COVID-19 大流行期间使用替代品，如正压呼吸装置。"

持续气道正压机用于治疗睡眠呼吸暂停患者。随着呼吸机需求的不断增加和供不应求，许多医院使用 CPAP 作为呼吸机的替代品。

PAP 制造商 ResMed 和飞利浦均公布了他们 2020 年第一季度强劲的业绩。飞利浦的睡眠和呼吸保健产品销售额以两位数的速度增长，ResMed 的收入在美国增长了 12%，在欧盟和亚太地区增长了 27%。

蒂娜·邓解释道："抛开 COVID-19 大流行引起的重大动荡因素，气道正压设备市场还是稳步增长的。值得注意的是，气道正压可以产生气溶胶的污染，需要扩大个人防护设备的预防措施。"

这些设备可以防止轻度患者的病情进一步恶化，还可使一些病情好转的患者不再使用有创呼吸机，让那些有创呼吸机可以用于其他患者。"

中国的 PAP 厂家在 2020 年第一季度、第二季度的业绩也呈 10 倍以上的增长，80% 以上的订单都来自海外。据不完全统计，中国 PAP 厂家在 2020 年 1 ～ 8 月份的产值超过 10 亿人民币，约两亿美元。

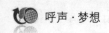

睡眠市场创新主要投资在"软"方案中

随着全球 COVID–19 大流行，越来越多的人睡眠质量下降，创新智能平台 PatSnap 仔细研究观察了睡眠企业的各种表现，从推动行业增长的创新类型，到新的市场进入者，收集了全球专利数据并进行分析，揭示了睡眠行业的最新趋势。

这份调查报告《睡眠革命：全球与睡眠相关市场创新的崛起》揭示了与睡眠相关市场创新强劲增长的趋势，2021 年，全球呼吸辅助设备和技术市场年复合增长率为 5.1%，以下四个主要因素有助于其增长：

（1）人口老龄化增加；

（2）肥胖率的增加；

（3）生活方式改变；

（4）个体精神障碍发病人数的增加，睡眠障碍治疗意识的增强。

是什么驱动睡眠行业的增长？

是硬与软解决方案。

睡眠行业的创新可分为"硬"和"软"解决方案，如图 1 所示。

"硬"性解决方案，是指最终用户口服的旨在缓解睡眠障碍的任何物质，即药片、粉末、饮料、浓缩物、乳液和其他任何可摄入的。

"软"解决方案，是指最终用户未摄入任何物质，而是通过应用程序、可穿戴技术、智能床／枕头／床垫和其他可穿戴设备，还有外部显示器等来改善睡眠状况。

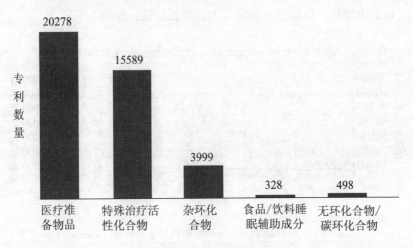

（a）顶级"硬"解决方案

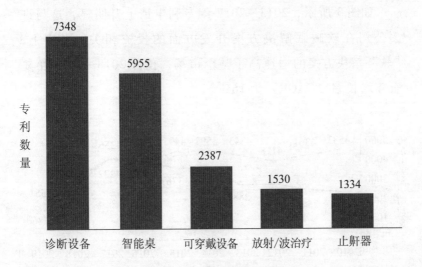

（b）顶级"软"解决方案

图 1　顶级睡眠解决方案（PatSnap.）

用专利注册数量作为衡量创新尺度，睡眠行业在过去十年以指数级增长，目前进入稳定有力的增长阶段，如图2所示。

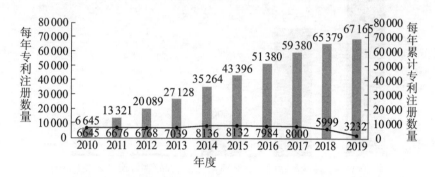

图2　过去10年睡眠行业专利注册数量增长趋势（PatSnap）

专利从申请到审批下来有18个月的延迟，导致数据的延迟。

如图3所示，2013—2017年专利申请上升明显，这与许多公司在软睡眠解决方案开发方面的投资相关。事实上，"软"解决方案的增速高于整个市场，预计2018—2025年复合年增长率（CAGR）为16%。

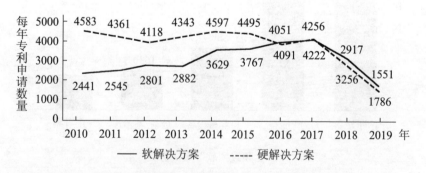

图3　过去10年睡眠行业软/硬解决方案专利申请数量（PatSnap）

综合来说，中国和美国主导了市场，如图4所示。盈利的机会主要来自亚太地区，公众的睡眠障碍意识提高，卫生基层设施投入持续增长。

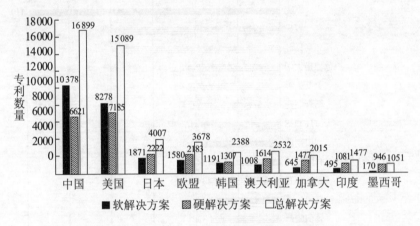

图4　2013—2017年不同国家专利数（PatSnap）

据估计，亚太地区是睡眠市场收入增长最快的区域。从2010年提交的专利来看，中国是睡眠创新专利的顶级申请国，美国第二。东西方市场都在对"软"解决方案进行更大的创新和投资，而"硬"解决方案对北美来说，是一个重点，北美传统上被称为大型制药的温床。

如图 5 所示，在硬性解决方案方面，前 3 位创新者分别是默克、罗氏和赛诺菲，产品的创新侧重于调节剂、拮抗剂受体和其他化学剂，用以治疗睡眠障碍。

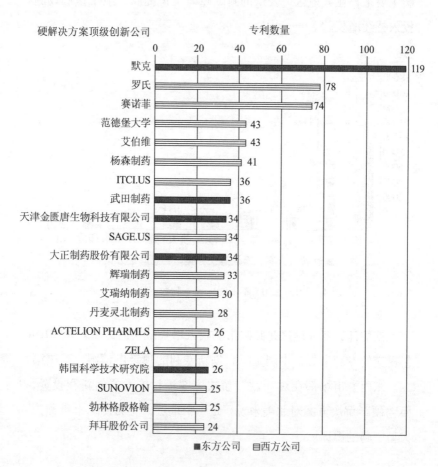

图 5　硬解决方案的顶级创新公司及其专利数（PatSnap）

　　瑞思迈和飞利浦拥有了最大数量"软"解决方案的专利，见图6，余下顶级的"软"解决方案的专利多数属于东方公司。

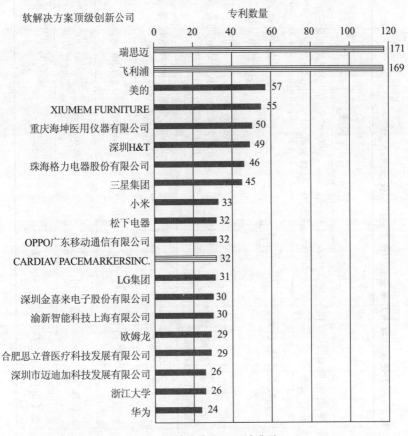

图 6　软解决方案的顶级创新公司及其专利数

　　"软"解决方案的顶级创新者瑞思迈和飞利浦，其创新侧重于正压通气以及监控和测量睡眠数据的方法，飞利浦还采用光疗方案来管理昼夜节律失常。

　　有趣的是，新型硬和软解决方案的企业主要是药厂和仪器治疗公司。

表1 新型硬和软解决方案企业的主要药厂和仪器治疗公司

新加入者	专长（领域）	解决方案示例	专利数量	受让人	专长（领域）	解决方案示例	专利数量
渝新智能科技上海有限公司	只限于中国的公共信息	健康的睡眠床、枕头、床垫	41	Zelda Therapeutics Operations Pty Ltd	治疗型药用大麻	治疗睡眠障碍的大麻药品	22
深圳海通数据资源与云科技有限公司	电子组件	智能睡眠系统/设备、智能家居设备	38	TCI Co. Ltd	生物科技	改善和促进睡眠的草药提取物	22
合肥思立普医疗科技发展有限公司	医疗器械	床、放松设备、照明控制设备/系统、睡眠质量监测系统	27	Receptor Holding Inc.	生物制药、大麻类药物	基于药物的合成大麻素	20
爱迪生实验室公司	智能家居	智能家居解决方案	26	Ojai Energetics	以大麻为原料的产品	治疗睡眠障碍的大麻药品	20
速眠创新科技有限公司	失眠症治疗	睡眠诱导和管理设备	15	Enterin Inc	生物医学	氨基解决方案	15
IO bed Co. Ltd	智能 IoT 床垫	智能床垫	14	Molecular Infusions	药用大麻	基于药用大麻素的合成方案	9
深圳佳莱知家科技有限公司	LED 照明	给予 IoT 的智能床垫	14	Indena	制药	必要的油基解决方案	10

　　总体而言，通过集成人工智能、语音识别和准确分析的互联网技术，睡眠行业前景看好，似乎是下一个市场增长的大引擎。

　　PatSnap West 的创始人 Ray Chohan 表示："使用专利和各种其他数据作为创新替代，通过机器学习，揭示推动睡眠解决方案市场增长的因素，以及公司和分析师最需要集中投资和创新精力的领域。"

　　目前市场的增长大部分得益于"软"解决方案的增长，如可穿戴睡眠监测设备、床垫和枕头，令人惊讶的是，它正遍及东西方。北美市场之前偏爱药品而广为人知，其现在似乎更注重软解决方案，原因可能是诊断睡眠障碍的范围不断扩大，需要更多新疗法，而且新公司进入软解决方案市场相对容易。

　　综上所述，软解决方案未来最有前途，其中各种睡眠相关的应用程序、可穿戴睡眠诊断设备、可穿戴睡眠治疗设备、智能床/枕头/床垫等相关产品将会迎来巨大发展空间。

PAP 呼吸机可以预防和治疗 COVID – 19 吗？

答案或许是肯定的。

COVID – 19 主要易感人群就是那些高血糖、高血压、患有慢性呼吸系统疾病的老年群体。目前，有研究表明，患有阻塞性睡眠呼吸暂停的患者更加容易患上肺炎，但是还没有研究表明其更易感染新冠病毒。现在的许多研究表明，COVID – 19 的病死率与患者的高血糖、高血压密切相关，也与患者的慢性呼吸道疾病的严重程度息息相关。同时，在这特殊时期，提高个体免疫力来抵抗冠状病毒感染非常有必要。而个体的营养状况、睡眠健康是影响个体免疫力的重要因素，甚至决定了感染病毒后，病情的轻重以及发展状况。

中国台湾研究了 34 100 名病例（6816 名是 OSA，对照病例数是 27 284）进行了长达 11 年的随访，研究发现，对比非 OSA 患者，OSA 患者患肺炎的风险高出 17%。

这项研究表明，虽然睡眠呼吸暂停和肺炎之间确切的联系尚不明确，但患有 OSA 的人更有可能将气道内的痰液从喉咙吸入肺部，从而导致肺炎。同时，从理论上来说，由于睡眠障碍会削弱人体免疫系统，使身体对于感染和病毒的抵抗力下降，因此，那些未得到治疗的 OSA 病人，罹患肺炎或其他健康问题的风险就更高了。

睡眠呼吸暂停最常见的治疗方法是持续气道正压通气，CPAP 可以消除打鼾，保持气道开放，确保呼吸畅通。根据发表在《加拿大医学协会杂志》上的一项研究表明，CPAP 也有助于促进呼吸系统的健康。此外，对于 OSA 伴有高血压、糖尿病的患者，使用 CPAP 可以极大地改善患者的血压、血糖水平，进而提高个体的免疫力水平，相应地提高抵抗 COVID-19 的能力。而对于那些本身就患有慢性呼吸系统疾的患者群（比如 COPD），每天使用 PAP 呼吸机能显著改善夜间缺氧，降低 CO_2 储留水平，保持病情稳定，提高免疫力。而 COVID-19 的早期最明显的体征就是低氧血症，如果 COPD 患者同时感染病毒，维持患者的血氧水平正常就显得格外重要。这时，家用 PAP 呼吸机就可以起到非常重要的作用。

近日报道了英国的一位老人，被确诊新冠在家安然等死的过程中，因为使用了家用呼吸机每天达 16 个小时，他渡过了难关，重获新生。

目前在美国，几家科研机构正在系统、科学地开展这方面的研究，用来最后验证这个结论。一旦这个结论是肯定的，家用呼吸机的市场无疑会迎来另外一个高峰！

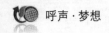

PAP 可以作为有创呼吸机治疗
COVID – 19 患者吗？

CPAP 设备的设计仅提供 PAP（气道正压），而作为呼吸机则需要有更多的工作模式。美国食品药品监督管理局在 2020 年 3 月 22 日发布的指南指出，可以考虑对能够提供 COVID – 19 患者临床适用的通气支持模式的设备进行改装，前提是这些改装不会给患者带来不适当的风险。需要明确的是，FDA 指南并没有表明 CPAP 可以像现在一样用于治疗 COVID – 19 的患者。

CPAP 与呼吸机有类似的部件，包括计算机控制的鼓风机、压力传感器、加湿器等。由于相似的零件，研究人员可以利用 CPAP 改造成呼吸机满足需求。

CPAP 和 BPAP 用于治疗睡眠呼吸暂停。然而，对于轻度呼吸症状的患者，将治疗睡眠的 CPAP 改装为呼吸机，可以帮助重症监护室腾出设备。改造后的 CPAP 或 BPAP 的工作原理是，首先允许氧气进入设备，而周围的空气也可以进入，然后，经过过滤的含氧空气经马达加速，通过仪器内部气道，过滤后输出一定压力一定流量的气体。

机器本身需要改造，还要开发相关的配件，从而快速、安全、廉价地利用 CPAP 设备抗击 COVID – 19。

奥本大学的工程师们发明了一种配件——RE – INVENT，它与标准的 CPAP 机配对，为患者输送空气。研究人员为 RE – INVENT 设计了一个吸气阀和一个呼气阀，以保持与有创呼吸机的性能一致。

Rapid 公司开发了一种名为"紧急呼吸机解决方案（EVS - 4)"的工具，可以将 CPAP 设备转换为呼吸机，帮助 COVID - 19 患者。EVS - 4 的功能达到传统有创呼吸机功能的 95%，且具有成本效益。EVS - 4 的独特之处在于，它可以适应患者症状的严重程度，也就是说它可以适应轻症和危重症。因此，广泛采用这些工具来改装 CPAP 设备，做为有创呼吸机使用，可以腾出更多标准的呼吸机，用于急需患者的使用。

FDA 要求这些潜在的改进，必须符合现有设备的安全、质量和制造标准。同时，需要仔细评估将 CPAP 转换为更高级的通风支持模式，确保风险是可控。还必须满足 FDA 规定的受限要求。

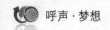

特殊时期，PAP 呼吸机的消毒保养及耗材
使用需要注意哪些事项？

如果感染了 COVID－19，应该如何清洗和消毒所使用的 CPAP 面罩、软管呢？

美国疾控中心建议，应该按照制造商的说明清洗和消毒医疗设备。CPAP 面罩、软管的使用说明中，通常包括定期用肥皂清洗。以下是飞利浦 CPAP 消毒保养注意事项：

正确保养 CPAP 机可以确保设备正常工作。尽可能保持一切清洁至关重要，因为呼吸管路和面罩可能是细菌和霉菌的主要滋生地，CPAP 机的彻底清洁后可分为每日清洁和每周清洁。

● 每日清洁

用湿毛巾蘸温和的洗涤剂和温水擦拭鼻（口）罩（包括与皮肤接触的部位），可以去除面罩上影响密封效果的油脂、死皮细胞和汗液。然后用干净的毛巾轻轻冲洗，让面罩风干。

也可以使用专门为清洁 CPAP 面罩而设计的预湿毛巾，如果您的设备有加湿器，使用完后，清晨倒空剩余的水，不能让水白天都放置在湿化器中。睡前，重新用干净的蒸馏水装满加湿器。

如果您生病了，明智的做法是每天清洗面罩、管路、加湿器和过滤膜，直到您的感冒、流感或病毒症状消失。这可以帮助减少您生病的时间。

● 每日清洁

面罩和管路每周需要清洗一次，以避免灰尘和细菌污染。在浴室的水槽中，放入温水和几滴无氨的温和洗洁精，把管路、面罩和头套放进去浸泡，大约 5 分钟后取出，再用清水冲洗干净。把管路挂在淋浴杆上、毛巾架上或洗衣房里；面罩和头套也可以挂在挂钩或衣架上，让其风干。

可以用清洁的湿布擦拭 CPAP 表面；取出过滤膜和过滤器，用温水冲洗。把过滤膜放在水下挤压，确保没有灰尘。然后用毛巾把过滤器擦干，滤膜擦干后进行风干。

如果 CPAP 有加湿器，也需要每周清洗。先清空剩余的水，然后用温肥皂水清洗水罐，冲洗干净，尽可能把水沥干，加湿器风干后再放回。

建议每隔一周给加湿器消毒一次。把水罐放在醋和水的比例为 1:5 的溶液中浸泡 30 分钟，彻底冲洗后，放在洗碗机的顶层架子上清洗。保持清洁，只使用蒸馏水，以防止矿物质沉积。

FDA 还建议对家中经常接触的表面进行清洁和消毒，包括门把手、电灯开关等。

疫情期间，如果仪器出现了问题，或者需要更新配件，建议及时联系供应商，看仪器是否需要返回检测维修，如需更新配件，收到配件包裹时，外包装要及时消毒；更换下来损坏的配件要消毒处理后再废弃。

如果收到疑似 COVID-19 患者使用过的设备，工作人员应该根据现有流程处理寄来和返回的设备。但是在处理之前，建议对外包装、内部仪器和配件进行一次紫外消毒。

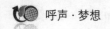

如果患了 COVID - 19，还能使用 CPAP 吗？

如果您感染了冠状病毒，应该继续使用 CPAP，没有证据表明使用 CPAP 会导致 COVID - 19 恶化。

如果您患有 COVID - 19，应该把自己隔离在单独的卧室里，同时使用单独的浴室。在这个"恢复室"，您可以在独自睡觉时继续使用 CPAP。请务必遵循以下步骤进行常规 CPAP 护理：

● 在操作 CPAP 设备、面罩、管路和湿化器、过滤膜前后，需要用肥皂和水彻底洗手。

● 根据制造商的说明及时清洁 CPAP 设备。

● 按照 CPAP 用户指南更换过滤器和配件。

● 避免任何人在家中吸烟，尤其是在 CPAP 设备周围。

● 让宠物远离 CPAP 设备。

● 加湿器中使用蒸馏水保持清洁。

需要注意的是，如果出现 COVID - 19 的紧急警告信号，请立即就医。紧急警告信号包括呼吸困难和持续的疼痛或胸部压力。

在治愈 COVID - 19 后，请立即更换 CPAP 管路、滤膜和其他一次性配件。对非一次性配件，进行厂家推荐的彻底清洁和消毒后再使用。

如果您有 COVID - 19 症状，但无法将自己隔离在单独的房间，那么您应该联系相关的医务人员，或咨询您的设备服务商，是否有短期干预或替代疗法可以帮助您。

如果您患有 COVID - 19，使用 CPAP 会把病毒传播给其他人吗？

目前的证据表明，导致 COVID - 19 的病毒主要通过人与人之间的密切接触，通过感染者咳嗽或打喷嚏时产生的飞沫传播。使用 CPAP 时，可能会通过仪器的呼气口传播病毒，这个出口还可能以"气溶胶"的形式释放更小的含有病毒的颗粒，这些颗粒可以在空气中悬浮几个小时。因此，您的床伴和一起生活的家人可能会吸入这些病毒颗粒而受到感染。将自己隔离在单独的卧室里、独自睡觉很重要。当然，病毒还可以在仪器表面停留很长时间。其他人可能通过接触而感染到手，手再接触自己的嘴、鼻子或眼睛而感染病毒。因此，如果你患有 COVID - 19，最好单独隔离自己，单独使用 CPAP。

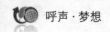

为了防止新型冠状病毒感染，
家庭有必要购买 PAP 呼吸机备用吗？

在这段时间，作者经常接到咨询是否需要给家里老人买一台 PAP 呼吸机作为备用的咨询电话，以备万一感染新冠，医院住不上，可在家使用的情况。坦诚地讲，作者是持中立观点的，既不支持，也不反对。

不反对的原因是现有研究表明，PAP 呼吸机对治疗 COVID－19 有如下好处：

（1）PAP 针对不插管的患者（DNR／DNI），可以提供较好的呼吸支持。

（2）新冠的主要症状是低氧血症，开始时无器官衰竭，因此，在疾病开始时，PAP 结合制氧机可以增加潮气量，减少呼吸肌肉疲劳，促进肺保护，改善低氧病状；避免插管。

（3）PAP 结合俯卧位通气，会加速恢复新冠患者的低氧症状，使病情向好的方向进展。

（4）适当地使用封闭系统和病毒过滤器，可以控制病毒传播。

（5）医院缺乏能够为患者插管的团队，而 PAP 操作相对简单，可以马上应用。

（6）无论是中国的新冠病毒诊疗指南，还是美国 NIH 发布的 COVID－19 治疗指南，都明确指出，要分阶段提供呼吸给氧支持：鼻导管给氧，高流量给氧，PAP 给氧，若进一步恶化则给予气管插管。

（7）PAP 在治疗 COVID-19 中的详细作用目前尚不清楚，但对部分中度低氧血症和单器官衰竭患者，是一种合理的选择。

PAP 对治疗新冠低氧的早期还是非常有作用的，如果价格不高，可以考虑买一台作为备用。而且 PAP 本身有其临床适应症，比如治疗睡眠呼吸暂停、慢阻肺、神经肌肉病变、慢性充血性心衰等疾病。家人如果患有这些病，也可以使用。

同样，作者也不太建议购买，原因是：

（1）价格比较高，购买后放置时间长，导致浪费。

（2）此仪器需要专业技术人员来调试调节，较复杂，普通老百姓无法自己调节使用。疫情期间，病人病情变化较大，家人恐怕无法应对，需要及时就医。

（3）理论上，这类仪器是处方仪器，需要医生处方才能购买，而且必须在医生指导下使用。

因此，作者目前是持中立态度。随着时间的推移、认知的提升、技术的进步，答案也许会更明确。

参考文献

[1] ELIE Dolgin, KNOWABLE Magazine. Treating Sleep Apnea with Pills Instead of Machines [EB/OL]. [2020 – 04 – 29]. www. sleepreviewmag. com /sleep-treatments /pharmaceuticals /emerging-compounds /treating-sleep-apnea-with-pills-instead-of-machines /.

[2] CHAKRADHAR Venkata. Sleep Disordered Breathing During Pregnancy [J/OL]. JABFM, 2009, 22 (2). www. verywellhealth. com /sleep-apnea-and-pregnancy- 3014773.

[3] SEANM Caples. Use of polysomnography and home sleep apnea tests for the longitudinal management of obstructive sleep apnea in adults: an American Academy of Sleep Medicine clinical guidance statement [EB/OL]. [2021 – 06 – 01]. https://doi. org/10. 5664/jcsm. 9240.

[4] SINGH J, BADR MS, DIEBERT W, et al. American Academy of Sleep Medicine (AASM) position paper for the use of telemedicine for the diagnosis and treatment of sleep disorders [J]. J Clin Sleep Med. , 2015, 11 (10): 1187 – 1198.

[5] NOOR Adra. Optimal Spindle Detection Parameters for Predicting Cognitive Performance [J /OL]. Sleep, 2022, 45 (4): zsac001. https: // doi. org /10. 1093/sleep/zsac001.

[6] CPAP Use in Non-Sleepy Obstructive Sleep Apnea Patients: Who Is Likely to Get Cardiovascular Protection? [EB/OL]. [2021 – 05 – 17]. https://sleepreviewmag. com /sleep-health /sleep-whole-body/heart /cpap-use-nonsleepy-obstructive-sleep-apnea-patients-cardiovascular-protection /.

[7] YOAV Nygate. EEG-Based Deep Neural Network Model for Brain Age Prediction and Its Association with Patient Health Conditions [J/OL]. Sleep, 2021, 44 (sup. 2): A214. https://doi. org/10. 1093/sleep/zsab072. 541.

[8] LECHAT B, APPLETON S, MELAKU YA, et al. ? Co-morbid insomnia and obstructive sleep apnoea is associated with all-cause mortality[J/OL]. Eur Respir J. , [2021 – 12 – 02]. 2101958. Doi: 10. 1183/13993003. 01958-2021.

[9] 中华医学会呼吸病学分会睡眠呼吸障碍学组,中国医学装备协会呼吸病学装备技术专业委员会睡眠呼吸设备学组.成人家庭睡眠呼吸暂停监测临床规范应用专家共识[J].中华结核和呼吸杂志,2022,45(2):133-142.DOI:10.3760/cma.j.cn112147-20211029-00751.

[10] OFER Jacobowitz. The faces of sleep apnea in the age of machine learning [J/OL]. Journal of Clinical Sleep Medicine, 2020; 16 (4): 469. https://doi.org/10.5664/jcsm.8402.

[11] FDA Clears First Daytime Sleep Apnea Therapy [EB/OL]. [2021-02-05]. https://www.sleeppreviewmag.com/sleep-treatments/therapy-devices/neurostimulators/fda-clears-daytime-exciteosa/.

[12] KAREN Schotanus,How My Facility Uses Remote CPAP Mask Selection Software[EB/OL]. [2021-08-18]. https://sleeppreviewmag.com/sleep-treatments/therapy-devices/cpap-pap-devices/how-facility-uses-remote-cpap-mask-selection-software/.

[13] www.maskfitar.com(maskfitar 官网)

[14] www.bmc-medical.com(BMC 官网)

[15] SUN H, JIA J, et al. Large-scale automated sleep staging [J/OL]. Sleep, 2017,40(10). https://doi.org/10.1093/sleep/zsx139.

[16] ZINCHUK AV,JEON S,KOO BB,et al. Polysomnographic phenotypes and their cardiovascular implications in obstructive sleep apnoea [J]. Horax, 2018, 73(5):472-480.

[17] RAGNARSDOTTIR H,THRAINSSON HM,FINNSSON E,et al. Automatic detection of cortical arousals using recurrent neural networks [J]. Sleep,2019, 42(sup 1):A129-130.

[18] YEREM Yeghiazarians. Obstructive sleep apnea and cardiovascular diseases a scientific statement from the American Heart Association [J]. Circulation, 2021,144(3):e56-e67. Doi:10.1161/CIR.0000000000000988.

[19] CHRIS Fernandez,SAM Rusk. Using novel EEG phenotypes and artificial intelligence to estimate OSA severity[J/OL]. Sleep,2019,42 (sup 1):A375, https://doi.org/10.1093/sleep/zsz067.930.

[20] Philips：Sleep Apnea Machine Recall Costs Grow［EB/OL］.［2022 - 01 - 13］. https：//sleepreviewmag. com/sleep-treatments/therapy-devices/cpap-pap-devices/philips-sleep-apnea-machine-recall-costs-grow/.

[21] 国家药监局. 国家药监局关于广州和普乐健康科技有限公司检查情况的通告（2021 年第 43 号）［EB/OL］.［2021 - 06 - 28］. https：//www. nmpa. gov. cn/xxgk/fxjzh/ylqxfxjch/20210630171546189. html.

[22] MAGDY K, YOUNES. Adherence Index：sleep depth and nocturnal hypoventilation predict long-term adherence with positive airway pressure therapy in severe obstructive sleep apnea［EB/OL］.［2022 - 05 - 02］. https：//doi. org/10. 5664/jcsm. 10028.

[23] COLRAIN IM, BLACK J, SIEGEL LC, et al. A multicenter evaluation of oral pressure therapy for the treatment of obstructive sleep apnea［J/OL］. Sleep Med. ,2013,14：830 - 837. https：//sleepreviewmag. com/sleep-treatments/therapy-devices/inap-oral-negative-pressure-therapy-sleep-apnea/ .

[24] www. bmc-medical. com/support/article/1684（BMC 官网）

[25] www. zgsmyjh. org/（中国睡眠研究会官网）

[26] www. resmed. com. cn/（瑞思迈官网）

[27] www. fphcare. com/zh-cn/homecare/（费雪派克官网）

[28] 国家药监局. 国家药监局关于发布 YY 0671-2021《医疗器械 睡眠呼吸暂停治疗 面罩和应用附件》等 63 项医疗器械行业标准的公告（2021 年第 109 号）［EB/OL］.［2021 - 09 - 06］. https：//www. nmpa. gov. cn/ylqx/ylqxggtg/20210 909164938185. html.

[29] www. eegsmart. com/ums. html（云睿智能官网）

[30] www. sleepreviewmag. com（sleepreviewmag 官网）

[31] More Than 936 Million Have Obstructive Sleep Apnea Worldwide［EB/OL］.［2019-07-17］. www. sleepreviewmag. com/2019/07/obstructive-sleep-apnea-worl dwide/.

[32] BERRY RB, PROSISE GL. Oral-nasal continuous positive airway pressure as a treatment for obstructive sleep apnea［J］. Chest,1994,106(1):180 - 186.

[33] Does Sleep Apnea Put COVID-19 Patients at Increased Risk of Adverse Out-

comes？［EB/OL］.［2020 - 09 - 10］. https：//www. sleepreviewmag. com/sleep-disorders/breathing-disorders/obstructive-sleep-apnea/does-sleep-apne-a-put-covid-19-patients-at-increased-risk-of-adverse-outcomes/?campaign_type = newsletter

［34］www. sleepreviewmag. com（sleepreviewmag 官网）

［35］VAN Doremalen N, MORRIS DH, HOLBROOK MG, et al. Aerosol and sur-face stability of HCoV-19（SARS-CoV-2）compared to SARS-CoV-1［J］. N Engl J Med. ,2020,382:1564 - 1567.

［36］PÉPIN JL, SAUVAGET O, BOREL JC, et al. Continuous positive airway pressure-treated patients' behaviours during the COVID-19 crisis［J］. ERJ Open Research,2020,6（4）:00508-2020.

［37］SU Yi-Fong. Sleep apnea and risk of pneumonia：a nationwide population-based study［J］. CMAJ,2014,186（6）:415 - 421;DOI：https：//doi. org/10. 1503/cmaj. 131547.

［38］Josh Farkas, PulmCrit Wee- Could the best mode of noninvasive support for COVID-19 be…CPAP??［EB/OL］.［2020 - 05 - 17］. https：//emcrit. org/pulmcrit/cpap-covid/.

［39］美柏医健. CPAP 比机械通气更适用于非危重症 COVID-19 患者？新型传感器"嗅出"空气中的新冠病毒［EB/OL］.［2020 - 04 - 22］.雪球：https：//xueqiu. com/1497254889/147511793.

［40］Coronavirus FAQs：CPAP tips for sleep apnea patients［EB/OL］.［2022 - 11 - 24］. https：//aasm. org/coronavirus-covid-19-faqs-cpap-sleep-apnea-pa-tients/.

［41］www. resmed. com/en-us/covid-19/（瑞思迈官网）

［42］www. usa. philips. com/c-e/hs/better-sleep-breathing-blog/（飞利浦官网）

［43］www. cdc. gov/coronavirus/2019-ncov/（CDC 官网）

［44］TAYLOR Whitten. CPAP & COVID-19：Converting CPAP machines to venti-lators［EB/OL］.［2020 - 05 - 01］. https：//www. cpap. com/blog/cpap-ma-chines-to-ventilators/.